平脉辨证脉学心得

（第二版）

李士懋　田淑霄　著

全国百佳图书出版单位
中国中医药出版社
·北京·

图书在版编目（CIP）数据

平脉辨证脉学心得 / 李士懋，田淑霄著. -- 2 版.

北京：中国中医药出版社，2024.10 --（李士懋田淑霄
医学全集）. -- ISBN 978-7-5132-8978-8

Ⅰ. R241.1

中国国家版本馆 CIP 数据核字第 20246E0N88 号

中国中医药出版社出版

北京经济技术开发区科创十三街 31 号院二区 8 号楼

邮政编码　100176

传真　010-64405721

山东润声印务有限公司印刷

各地新华书店经销

开本 710×1000　1/16　印张 16　字数 245 千字

2024 年 10 月第 2 版　　2024 年 10 月第 1 次印刷

书号　ISBN 978 - 7 - 5132 - 8978- 8

定价　66.00 元

网址　www.cptcm.com

服 务 热 线　010-64405510

购 书 热 线　010-89535836

维 权 打 假　010-64405753

微信服务号　zgzyycbs

微商城网址　https://kdt.im/LIdUGr

官 方 微 博　http://e.weibo.com/cptcm

天猫旗舰店网址　https://zgzyycbs.tmall.com

如有印装质量问题请与本社出版部联系（010-64405510）

内容提要

本书倡导"溯本求源，平脉辨证"，对脉学的临床和理论作了深度探索。

本书分为三个部分：脉学心悟、濒湖脉学解索、平脉辨证脉案。

本书提出"以脉诊为中心"进行辨证论治的具体方法，"平脉辨证，以脉解舌，以脉解症"，脉诊占全部诊断的比重高达50%~90%。

本书作者李士懋教授、田淑霄教授历经由"舌诊为中心"到"脉诊为中心"的转变，临床前十几年，主要倚重舌诊。因舌诊比较直观，易于观察。然临证既久，发现一些舌症不符的现象，逐渐动摇了作者"以舌诊为中心"的辨证论治方法，转而渐渐倚重脉诊，反复验证于临床，发现"以脉诊为中心"的辨证论治方法多能取得预期效果。尤其对一些久治不愈的疑难疾病，常能另辟蹊径，取得较好疗效。

本书适合中医临床医生、中医教育者、研究者、中医医学生阅读。

我们毕生献身于中医事业，也深深地热爱中医事业。愿中医学发扬光大，再创辉煌，光耀世界。

李士懋　田淑霄

作者简介

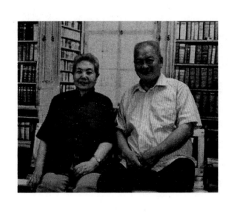

李士懋（1936—2015），男，生于山东省烟台市黄县，1956年毕业于北京101中学，1962年毕业于北京中医学院（现北京中医药大学，下同），后任河北中医学院（现河北中医药大学，下同）教授、主任医师、博士研究生导师，为第二、三、四批全国老中医药专家学术经验继承工作指导老师。2008年获河北"十二大名医"称号。2014年，李士懋教授获得了"国医大师"荣誉称号，是河北省首位获此殊荣的中医专家。

田淑霄（1936—2013），女，生于河北省保定市蠡县，1956年毕业于北京实验中学，1962年毕业于北京中医学院，后任河北中医学院教授、主任医师、硕士研究生导师、中医临床博士研究生导师，为享受国务院政府特殊津贴专家，为第三、四批全国老中医药专家学术经验继承工作指导老师。2008年获河北"十二大名医"称号。

夫妻二人相濡以沫，从医50余年来，合著以"溯本求源，平脉辨证"为主线的十几本专著，纂为《李士懋　田淑霄医学全集》。

再版说明

  李士懋、田淑霄系列著作的"单行本"和"全集"出版以来,深受读者欢迎。现根据读者反馈意见进行修订再版。李士懋、田淑霄夫妇在半个多世纪领悟经典、临床磨砺、苦苦求索的基础上,总结出"溯本求源,平脉辨证"的核心学术思想,并将其系列著作在中国中医药出版社予以出版。

  李士懋、田淑霄夫妇的全部著作共分 7 个部分:

  第一部分为溯本求源,名为《平脉辨证仲景脉学》《伤寒论冠名法求索》《平脉辨证经方时方案解》,主要谈仲景是如何创立并应用辨证论治体系的。

  第二部分为脉学研究,名为《平脉辨证脉学心得》,主要谈作者在脉学方面的一些见解。

  第三部分为平脉辨证这一体系的实例印证,名为《平脉辨证治专病》《田淑霄中医妇科五十六年求索录》《平脉辨证传承实录百例》。

  第四部分为平脉辨证温病研究,名为《平脉辨证温病求索》。

  第五部分为平脉辨证治疗大法求索,名为《论汗法》《火郁发之》。

  第六部分为医案选编,名为《平脉辨证相濡医案》。

  第七部分为论文选编,名为《平脉辨证相濡医论》。

  我们期待:

  "平脉辨证"的学术思想,能够被更多一线医生传承、弘扬、发展。

国医大师李士懋传承工作室

2024 年 7 月

丛书前言

我们从医 50 余年来，曾东一耙子西一扫帚地写了十几本专著，皆有感而发。今应中国中医药出版社之邀，经修改、增删、重新编排，篡为《李士懋 田淑霄医学全集》。抚思所著，始终有一主线贯穿其间，即"溯本求源，平脉辨证"。

当前，由于国家的重视、支持，中医呈现空前大好机遇，然亦面临生死存亡的挑战，此非耸人听闻，而是现实的危险，其原因固多，而中医队伍学术思想混乱乃一死穴。学术思想的混乱集中表现于辨证论治这一核心特色上，众说纷纭，莫衷一是，令人迷茫。难怪一些中医老前辈振臂高呼"中医要姓中"，几千年的中医学如今连姓什么都不知道了，岂不哀哉！

怎么办？我们在半个多世纪领悟经典、临床磨砺、苦苦求索的基础上，提出"溯本求源，平脉辨证"。辨证论治是中医的核心特色，我们更提出"平脉辨证"是辨证论治体系的精髓、灵魂。贯穿全部拙著的主线为"溯本求源，平脉辨证"；指导我们临床诊治的亦此主线；自古以来，中医著作汗牛充栋，衡量其是非优劣的标准亦此主线；判断当今诸多学说、著作、论文、科研成果是非高下的标准仍为此主线。只有高举"溯本求源，平脉辨证"这面大旗，才能使中医的传承发扬走上康庄大道。吾等已垂垂老矣，尚奋力鼓呼，缘于对中医学的难解情缘。

李士懋　田淑霄

2013 年 1 月 30 日

书于相濡斋

自　序

我与老伴——我的大学同学田淑霄教授，皆为1956年入学的北京中医学院（现名北京中医药大学）首届中医大学生。在半个多世纪的不断学习思悟、临床磨砺、相互切磋中，逐渐形成了以脉诊为中心的辨证论治方法，对脉诊也萌生了一些自己的见解，于是合写了一本关于脉学的小册子——《脉学心悟》；并以我们的观点，对《濒湖脉学》进行了阐释与探求，名曰《濒湖脉学解索》。相隔15年，再读这些观点，看法依然，且老而弥坚。

在此二书中，我们主要提出了下列与传统观点不大一致的看法：

1. 传统观点认为，四诊中切诊居末，我们认为切诊居四诊之首。在望闻问的基础上，切诊在疾病诊断中的权重，可占到50%～90%。因而形成了我们以脉诊为中心的辨证论治方法。

2. 传统观点认为脉有假，故有"舍证从脉"与"舍脉从证"之论。我们认为脉无假，任何一种脉象的出现，都有其必然的生理、病理基础，只存在如何识脉的问题，而不存在所谓假脉、舍脉的问题。

3. 传统观点脉诊以阴阳为纲。我们认为阴阳为纲过于笼统，故而提出以虚实为纲，各种脉象，皆以沉取有力无力以别虚实。这也可看成阴阳为纲的具体化、实用化。

4. 提出脉诊形成的原理，皆因气血变动所致。明此理，诸脉也就可以了然于胸臆，不为其纷纭繁杂所惑。

5. 提出以恒动观看待脉象。脉是不断运动变化的，脉变则证变、治亦变。真正做到谨守病机，当从脉着眼。

6. 提出脉象形成的七要素，即脉位、脉体、脉力、脉率、脉律、脉幅、脉形，所有纷杂之脉皆由此七要素所构成。而七要素的变化，根源于气血的变化。分清此七要素并明其理，则诸脉可融会贯通，而不必拘于诸脉之形迹，达到守绳墨而废绳墨，出神入化，随心所欲不逾矩。

7. 关于脏腑在脉上的分布，认为不宜机械刻板，提出上以候上，中以候中，下以候下，要结合脏腑、经络、六经、卫气营血、三焦及正局变局（湿热病）辨证法，以确定病位。

8. 脉症关系，认为据脉以述病证，虽因医生经验多寡而异，但以脉定病、定症，不是一个普遍规律。夸大脉诊的作用是谬误；视脉形同虚设，同样是谬误。

9. 脉的删繁就简，提出《濒湖脉学》的 27 部脉中，濡、伏、牢、革、长、短可删。

10. 在各脉中，也斗胆提出了许多自己的看法，如沉主表、浮主里；以至数分诸脉，当以脉象为据，不应以至数为中心；濡脉即软也，非浮而柔细；代脉非止有定数，并阐明其病机。

11. 在脉诊注意事项中，突出西医治疗对脉象的影响，应引起注意，以免误诊、误治。

中华民族先人对脉诊做了艰苦卓绝的探索。《内经》（《黄帝内经》，下同）成书以前，就已有脉诊专书，《素问》引述《揆度》《脉法》二书可以为证。《内经》汇集了当时的各种脉诊学说，有遍诊法、色脉诊法、经络诊法、尺肤寸口诊法、寸尺诊法等。《难经》确立了寸口诊法。仲景引述"平脉辨证"诸书，首列"辨脉法"与"平脉法"，形成了以脉诊为中心的辨证论治体系。历代脉诊专书不啻百部，各医家著述亦皆论脉，在不断争鸣扬弃中，趋向简化、明了、实用。自古论脉详且尽矣，本不容吾等无名之辈置喙。但在 50 余年不断学习、实践中，我们萌生了些有别于传统的见解，故而斗胆写了出来。我们不仅这么说，实践中也是这么做的，这在拙著《相濡医集》《冠心病中医辨治求真》《中医临证一得集》中所列医案中可以体现。

二书出版后，《脉学心悟》曾在《河北中医药学报》及《中国中医药报》全文连载，并重印。幸得读者及编辑厚爱，贵社与余商再版，我们建议将《脉学心悟》与《濒湖脉学解索》合刊。除增"以脉诊为中心的辨证论治方法形成过程"一节外，全文虽有增改，但观点依然，改动不大。望能继续得到广大读者垂爱，以期引起中医界对脉学的重视，不断提高辨证论治水平，振兴中医学。敬请指正。

李士懋　田淑霄

2013 年 1 月 20 日

书于相濡斋

总目录

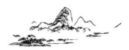

脉学心悟

目　录

平脉辨证脉学心得（第二版）

前　言

自《内经》《难经》至今，脉学论著甚多，详且尽矣，本不容置喙。但在大学时，因受秦伯未、赵绍琴诸恩师影响，我们潜心于脉学 30 余载，窃有所悟。多年来，几欲成书，唯恐谬误，几拾几辍，终又不肯死而为憾；况且，我夫妻二人皆早已晋为教授，料不致有"为晋职而作"之嫌，还是横下一条心写了出来，名之曰《脉学心悟》。

既为心悟，就不苟因循沿袭，悟多少，写多少；悟成什么样，就写出什么样。不避标新立异之讥，不惮背经杜撰之贬，斗胆谈谈我们自己的看法。

全书分上下两篇。上篇谈脉学中与传统观点不同的几个问题，下篇重在谈各脉的脉象、脉理，而不着意讨论某脉主某病、某症，以避免胶柱鼓瑟、按图索骥之弊。理明，自能融会贯通。

因水平所限，谬误难免。倘因此书之鸣而荡起一点回响，也总比"炒冷饭"为好。

李士懋　田淑霄

1993 年 8 月 10 日

书于相濡斋

上　篇

一、以脉诊为中心的辨证论治方法形成过程

古云："中医难，难在识证。"而识证的关键在于脉诊，脉诊可以定性、定位、定量、定势。我们学习中医半个多世纪以来，在漫长的学习、实践过程中逐渐形成了以脉诊为中心的辨证论治方法。

临床中，常碰到一些疗效差、甚至久治不愈的患者，心中茫然不知所措，甚感愧疚，都因辨证论治水平不高，所以努力学习经典及名著，又难于一蹴而就，心中仍难了了，苦闷之情常萦绕心头。

如何提高辨证论治水平？临床前十几年，我们辨证主要倚重舌诊。因舌诊比较直观，易于观察，且望舌能洞观五脏六腑，所以辨证中以舌诊为重。然临证既久，发现一些舌症不符的现象，如再障（再生障碍性贫血，下同）患者舌淡胖大，怎么补也不好，改予凉血散血方愈；有的冠心病患者舌暗红或光绛，滋阴清热活血无效，改予温阳通脉而瘥；有的舌绛而裂，养阴反剧，温阳舌反渐红活苔布；有的苔黄厚，清热化湿不愈，温阳化湿而瘥。舌症不符的医案，动摇了我们以舌诊为中心的辨证论治方法，转而渐渐倚重脉诊。

临床辨证，虽曰四诊合参，但四诊的权重不同。自古皆云，望而知之谓之神，望什么呢？望神、望色、望形态。我现在应诊的患者，急性病及危重病较少，而慢性病及疑难病较多，患者的形色神常无显著变化，望舌又常出现舌症不符的现象，难以将望诊作为辨证的主要依据。闻而知之谓之圣，闻诊无非闻声味，一些慢性病患者亦很难出现声味的显著变化，所以闻诊亦难作为辨证论治的主要手段。问诊，那是必须问的，要知道患者之所苦所欲。但是有的患者症状很少，如就是个头痛，没有其他症状，无

平脉辨证脉学心得（第二版）

法仅据问诊辨其寒热虚实；有的患者主诉一大堆，能说上半个钟头，甚至有些怪异的症状，如有一患者从腰至下肢，有流砂或流粉条之感，从上到下无处不难受，使辨证茫然不知所措。且仅据症状，也很难判定其病机，所以问诊也有相当大的局限。常遇有些人请我开个方子，治疗某病，或说的是一些症状，或说的是西医诊断，我很无奈，未诊脉，寒热虚实不明，确难拟方。

我倚重脉诊，一是受大学恩师的影响，很多老师都强调脉诊。陈慎吾老师讲，一摸脉，就可知道病的性质。学生时虽无体会，但给我的印象颇深。在学习经典时，从《内经》到《伤寒论》《金匮要略》，都非常重视脉诊。如《内经》云："微妙在脉，不可不察。""气口成寸，以决死生。"很多疾病的性质、吉凶顺逆皆以脉断，内容非常丰富。《难经》中论脉的篇幅约占全书的四分之一，确定了寸口诊法，并予全面论述，为后世所宗。仲景于《伤寒论》，开首即设《辨脉法》与《平脉法》论脉专篇。仲景于《伤寒杂病论》原序云："撰用《素问》《九卷》《八十一难》《阴阳大论》《胎胪药录》并《平脉辨证》，为《伤寒杂病论》，合十六卷。"

平者，凭也。古已有凭脉以辨证的专著，仲景引之，列平脉法专篇。凭脉辨证的指导思想，贯穿于《伤寒论》的各篇之中，每卷都将脉诊置于突出位置，曰"辨某某病脉证并治"。每个病都有大致相似的临床表现，但病机又各不相同，因而一病之中有若干证。证是如何确定的？仲景谓之"脉证并治"，是依脉的变化来确定证。证即疾病某一阶段的病机总和，法依病机而立，方依法而出，这就形成了完整的以脉为中心的辨证论治体系。纵观《内经》《难经》《伤寒论》《金匮要略》及历代名家所论及医案，无不以脉为重。由于几十年专注于脉诊，窃有所悟，逐渐形成了在望闻问的基础上，以脉诊为中心的辨证论治方法。

这种以脉诊为中心的辨证论治方法逐渐形成后，我们曾多次反思，这个路子走得对不对？唯恐由于片面，钻进了牛角尖，像统计学说的，带来系统性误差。反复验证于临床，按这种方法辨证论治，多能取得预期效果。尤其对一些疑难疾病久治不愈的患者，常有一些新的见解，另辟蹊径，取得突兀疗效。因而更坚定了我们以脉诊为中心的辨证论治方法，且老而弥坚。

我们重视脉诊，但不赞成两种倾向：

一是夸大脉诊作用。病家不须开口，一摸便知病情根由。一诊脉，便滔滔不绝地叙述患者的症状，随即处方用药，常使患者连连点头，佩服得不得了。而我看病时，也常遇到有些患者，不叙述症状，上来就让你摸脉，让你讲病情。需要费半天唇舌给患者解释，有的患者拂袖而去。有时硬着头皮来讲他的病情，常不够确切。对一诊脉便述病情的大夫，我非常羡慕，曾扮作患者去偷艺，见多是说了许多症状，其中有一二症状包含其中，患者连连点头称是，也难于直指患者疾苦。一个症可见于多种脉象，一种脉象又可见多个症状，难以诊脉就准确描述患者症状。

《脉学辑要》说得好，"安可以万变之症，预隶于脉乎"。不可否认，根据脉诊，确可描述一部分症状，随医生经验多寡而异。但作为一个普遍规律，以脉定症是不可取的。更有甚者，一诊脉便说出西医诊断，如肝炎、肾炎、冠心病等；还有的一诊脉就诊断肿瘤，并振振有词地描述有几个肿瘤，有多大，在什么部位。我自愧不如，也不信，疑其哗众取宠而已。真理跨越一步就变成谬误。夸大脉诊的作用，不是弘扬中医，而是大有糟蹋中医之嫌。

脉诊的运用，只在望、闻、问的基础上，获得对该病的初步印象，再进而诊脉，判断疾病的性质、病位、病势及程度。正如《脉学辑要》所说："已有此证，当诊其脉，以察其阴阳表里、虚实寒热，而为之处措。"若舍望闻问三诊，硬要凭脉说症，按图索骥，无异盲人瞎马。

一个是否定脉诊的作用，认为脉诊就是摸个心率、心律、强弱大小，对诊治没多大作用。更有甚者说，摸脉就是装装样子，争取点时间，想想该开个什么方，诊脉形同虚设。这主要是因为医者对脉诊缺乏深入了解，也不会用，反云葡萄酸，贬低脉诊。掌握脉诊困难，多因其难而弃之，以致对脉诊更荒疏。

现在中医看病，大致有四种类型：

一是据西医诊断用中药，如病毒感染的发热，则用药多是清热解毒之类，意在消炎、抑菌、抗病毒。一诊为癌症，就把中医具有抗癌作用的半枝莲、白花蛇舌草等大量堆积。我曾见一大夫，怀揣一叠卡片，患者是胆囊炎，就查胆囊炎卡片，把效率高的方子照抄。当然，也能碰巧治好几个。这样看病，还要什么辨证论治，两元钱买一摞卡片，岂不人皆可为医。

二是搜罗几个偏方、秘方来治病，无异守株待兔，碰上了或许有效。这在中国很普遍，不识字的老妪也常知几个偏方，有的也有效，但毕竟不能称为医生。

三是看病形成固定而僵死的套路，一见胃病就用大量健脾行气之品，名之曰对某病的治疗规律，虽有一定疗效，但难于灵活辨证，囿于一隅之见。

四是力主辨证论治，但辨证方法有别，有的侧重望诊，有的侧重舌诊，有的侧重问诊，有的侧重腹诊，还有的侧重目诊、手诊、夹脊诊等，见仁见智。而我在四诊基础上，侧重脉诊，形成以脉诊为中心的辨证论治方法，这是我半个多世纪以来，不断学习、实践，逐渐总结出的一套方法，我觉得行之有效，故深信不疑。

当前讨论纯中医、铁杆中医问题，我自诩为铁杆中医。所谓纯中医，并不是拒绝现代科学的诊查手段，这可看成中医四诊的延伸，西医可用，中医也可用，我从不拒绝，只是因学得不够而遗憾。西医的检查、诊断，对我们了解病情，判断疗效、预后，非常有益，我仍在努力学习。但我辨证用药时，绝不用西医理论掺和，严格按中医理论体系辨证论治，这就是纯之所在。

任继学先生曾云："不到六十不懂中医。"诚如所言。中医博大精深，确又难学，浅尝辄止，难以探其深奥。初品茶者只知苦，初饮酒者只道辣，弥久方知其甘醇芬芳，沁人心脾。中医更是如此，浅学难入奥堂。中医的巨大优势，首先在于深邃的理论优势，其次在于博大的实践优势，在急症以及慢性病、疑难病中，都突显其巨大优势，我们是业医50多年才逐渐品出了点滋味。中医的理论精华归结为一点，就是辨证论治。辨证论治水平愈高，则临床疗效愈好。所以我们毕生追求的就是提高辨证论治水平，在不懈追求中，形成了以脉诊为中心的辨证论治方法，在以往发表的拙著中，也都体现了这一思想。

我们临床看病，归结起来，大致有五个特点：

一是严格遵从以中医理论为指导。

二是胸有全局。

三是首辨虚实。

四是以脉诊为中心辨证论治，方无定方，法无定法，动态诊治。

五是崇尚经方。

这本是一个中医大夫应有的素养，算不得什么特点，但在学术异化的现今，这本非特点的特点，却也成了我们的临证特点。

所谓以脉诊为中心，即依脉为主来判断疾病的性质、病位、程度、病势，且以脉解症，以脉解舌及神色。具体运用，详见拙著《相濡医集》《冠心病中医辨治求真》《中医临证一得集》等书所载之医案。

二、对脉诊几个理论问题的认识

（一）脉诊的意义

脉诊，首先用于疾病的诊断。脉诊乃四诊之一，是诊断疾病和判断疾病转归、预后的重要依据，历来为医家所重视。

脉诊，在疾病的诊断中，起着决定性的作用。若用数字来估量，可占50%～90%。

或问，自古以来，四诊依其诊断价值来排列，当依次为望、闻、问、切，而本书认为脉诊起着决定性作用，岂不有违古训？不可否认，确与传统观点有差别。笔者认为，望闻问切是四诊在诊断过程中运用的顺序，而不是重要性的先后排列。医者看病，总是先望患者之神色形态，闻其气息音声，问其所苦所欲，再诊其脉，以明确诊断。若论四诊的重要性，当以切诊为先。因为切诊对一个完整诊断的4个要素的判断，都起着重要作用。

中医的一个完整诊断，要有4个要素：一是病性，二是病位，三是程度，四是病势。这4个要素可概括为"四定"，即定性、定位、定量、定势。如患者喘，性质为热，病位在肺，热势较重，诊断就是"肺热壅盛"。而病势如何体现呢？热盛可伤津耗气，热盛可内传心包，可下传阳明，可烁液成痰等，要据脉明其病势，截断逆转，先安未受邪之地，防其传变。具备这4个要素，才算是个完整的诊断，但还未必是个正确诊断。因诊断正确与否，还要以临床实践来检验，主观与客观相符，取得了预期疗效，才能说这个诊断是正确或基本正确的。若越治越坏，主客观不符，虽然诊断是完整的，但却是错误的。在明确诊断的这4个要素中，脉诊一般都起着重要的，甚至是决定性的作用。

1.关于疾病性质，主要依据脉来判断，这在经典医籍中有很多记载。如《伤寒论》第140条："太阳病下之，其脉促，不结胸者，此为欲解也。脉浮者，必结胸。脉紧者，必咽痛。脉弦者，必两胁拘急。脉细数者，头痛未止。脉沉紧者，必欲呕。脉沉滑者，协热利。脉浮滑者，必下血。"突出以脉为据。《金匮要略·肺痿肺痈咳嗽上气病脉证治》："脉数虚者为肺痿，数实者为肺痈。"《金匮要略·疟病脉证并治》："疟脉自弦，弦数者多热，弦迟者多寒。"《伤寒论》第27条："太阳病，发热恶寒，热多寒少，脉微弱者，此无阳也，不可发汗。"《金匮要略·脏腑经络先后病脉证》："病人脉浮在前，其病在表；浮者在后，其病在里。"类似的记载，在经典医籍及历代文献中比比皆是，不胜枚举。据笔者50余年临床实践，对此有深切的体会，而且对脉诊也愈来愈倚重。

疾病的性质，无非是寒热虚实，都可以在脉象上得到反映。反过来，就可根据脉象以推断疾病的寒热虚实。就一般规律而言，证实脉实，证虚脉虚，热则脉数，寒则脉迟，这就是对疾病性质的判断。尤其对一些危重、复杂的患者；或症状很少，缺少辨证足够依据的患者；或症状特多，令人无从着手的患者，这时更要依据脉诊来判断。

2.关于病位的判断，也主要依据脉象，并结合经络脏腑的症状来判断。如寸部脉象有改变，又出现心经的症状，则可判断病位在心；若出现肺经的症状，则可判断病位在肺，余皆仿此类推。但有些患者，症状在上而病位在下，或症状在下而病位在上，这就更需依赖脉诊进行判断。如一人后头痛4日，别无他症，随诊的实习学生以为外感，予辛凉解表剂。余诊其脉尺浮，此为相火旺，淫于膀胱，沿经上灼而后头痛，改用知柏地黄丸而愈。

3.关于疾病轻重程度，这是个既模糊又确切的概念。说它模糊，是因为难以量化；说它确切，是指医者必须明确病情的轻重，以指导用药治疗。如肺热用石膏，究竟是用50g，还是10g，不明确病情的轻重，就无法确定适当药物及用量，病重药轻不成，病轻药重也不成。疾病的轻重程度，也可以从脉上来判断。如脉数有热，越数实有力，热就越重，数轻则热轻。

4. 关于病势的判断，主要依据脉诊。所谓病势，即疾病发展变化的趋势，这种趋势，无非是 3 种情况：一是逐渐好转；二是邪正相持；三是恶化，病情加重、传变，直至死亡。

关于病势的判断，亦即疾病的转归与预后的判断。疾病不是静止的，有着性质、病位、程度的不断变化。这些变化，决定着疾病的转归和预后。

在疾病过程中，病因是不断变化的。例如外感病中，开始因感受寒邪，寒邪蕴久化热，热邪又可伤阴化燥。由寒到热、到燥的改变，是由于病因的改变，病的性质亦随之而变。这些改变，主要依据脉象的变化来判断。脉紧为寒；待寒邪化热，脉转浮洪数；待伤阴化燥，脉又转为细数。

病性的改变：疾病可由阳证转为阴证，由实证转为虚证，由热证转为寒证等。这种改变，亦主要依据脉象来判断。如原为实脉，逐渐出现按之无力的表现，标志着正气已衰，病性由实转虚。

病位的改变：根据脉象的相应变化，可以判断病位的改变。如《伤寒论》第 4 条所说"脉若静者为不传""脉数急者为传也"，标志病位将由浅入深，由表入里，病势加重。又如温病热入营分，热邪内陷营阴，脉沉细数急。当治疗后，脉由沉位而外达于中位、浮位，脉细数逐渐变为洪数，则标志营热已透转气分，病位由深转浅，由里透外。

疾病轻重程度的改变，亦主要据脉以判断。如上例《伤寒论》第 4 条，太阳病脉由数急到静，病情减轻；数急加重，则病情加剧。

对疾病预后的判断，也倚重于脉。历代文献有很多关于脉的吉凶顺逆、真脏脉、怪脉，有无胃气、神、根等论述，对疾病预后有重要价值。

（二）脉的从舍

历来都认为脉有假脉，所以出现"舍脉从证"与"舍证从脉"的问题。笔者认为脉无假，关键在于是否识脉。任何一种脉象的出现，都有其必然的生理、病理基础，都反映了一定的生理病理改变。草率地归之于假脉，舍而不论，是不科学的。

所谓假脉，无非脉证不一，阳证见阴脉，阴证见阳脉；表证见里脉，里证见表脉；寒证见热脉，热证见寒脉；虚证见实脉，实证见虚脉。这些与证不一的脉，不仅不假，恰恰反映了疾病的本质。

　　阳证见阴脉者，阳极似阴也。例如阳热亢极，反见沉迟、涩、小、细等似阴之脉，此为火热闭伏气机，气血不得畅达而出现的阴脉，此正说明火热郁伏之甚，并非假脉。阴证见阳脉，阴极似阳也，如阴寒内盛格阳于外，脉反见浮大洪数似阳之脉，此正说明阴盛之极也，何假之有？

　　表证见里脉者，伤寒初起，寒邪外束，气血凝泣，出现沉紧之里脉，乃理势然也。温病初起，温邪上受，首先犯肺，肺气怫郁，气机不畅，气血不能外达以鼓荡血脉，反见沉数之里脉，恰恰反映了温病的本质是郁热。里证而见表脉者，可因里热外淫，或里虚真气浮越于外而脉浮或浮大。

　　热证见寒脉者，热闭气机，气血不得畅达，脉反见沉迟小涩乃至厥。寒证见热脉者，因寒邪搏击气血，脉紧而数；或阴寒内盛，格阳于外而脉浮大洪数。

　　实证见虚脉者，乃邪阻气机，血脉不畅，脉见细迟短涩。虚证见实脉者，乃真气外泄，胃气衰竭，经脉失柔，反见强劲搏指之实脉。

　　此类脉象，何假之有。张景岳说得好："虽曰脉有真假，而实由人见之不真耳，脉亦何从假哉。"《医论三十篇》亦云："舍脉，乃脉伏从证，不得不舍，非脉有象而舍之谓。"这段话是很明确的，所谓舍脉，只有脉因邪阻而闭厥，无脉可据时，此时不得不舍脉从证。除此而外，只要可摸到脉象，就不存在舍弃的问题。所以该书又说："如停食、气滞、经脉不行，或塞闭气机，脉伏不见，唯据证以为治。"脉断然无假，根本不存在什么舍证从脉、舍脉从证的问题。

（三）脉诊纲要

　　脉象确有很多不同的变化，医家将其分为24种脉、27种脉、34种脉等，另外还有怪脉、真脏脉。而且，两手脉象可各不相同，寸关尺三部亦可各异。除单脉外，常又有很多兼脉，纷纭繁杂，的确难于掌握。如何执简驭繁、纲举目张呢？历代医家都做过许多有意义的尝试，将脉分为阴阳，以浮沉迟数为纲，或浮沉迟数虚实为纲，亦有将浮沉迟数虚实滑涩合为八纲者。景岳独具慧眼，提出以虚实为纲。曰："千病万病不外虚实，治病之法无逾攻补。欲察虚实，无逾脉息。"又曰："虚实之要，莫逃乎脉。"脉虚证虚，脉实证实。景岳这一见解，与《内经》《难经》一脉相承。《素问·调经论》曰："百病之生，皆有虚实。"《灵枢·经脉》曰："其虚实也，以气口知之。"《灵枢·逆顺肥瘦》曰："脉之盛衰者，所以候血气之虚实有余不足。"《难经·六十一难》曰："诊其寸口，视其虚实。"

脉的虚实，当以沉候有力无力为辨。因沉候为本，沉候为根，沉候的有力无力，才真正反映脉的虚实。对此，《内经》及后世医家都有明确的论述。《素问·至真要大论》曰："帝曰：脉从而病反者，其诊何如？岐伯曰：脉至而从，按之不鼓，诸阳皆然。帝曰：诸阴之反，其脉何为？曰：脉至而从，按之鼓甚而盛也。"对这段经文，景岳阐述得很清楚。他说："脉至而从者，为阳证见阳脉，阴证见阴脉，是皆谓之从也。若阳证见阳脉，但按之不鼓，指下无力，则脉虽浮大，便非真阳之候，不可误为阳证，凡诸脉之似阳非阳者皆然也。或阴证虽见阴脉，但按之鼓甚而盛者，亦不得认为阴证。"这就明确指出，即使临床表现为一派阳证，浮取脉亦为洪数的阳脉，但只要按之不鼓，指下无力，就是阴证、虚证。即使临床表现为一派阴证，脉见沉、迟、细、涩等阴脉，但只要按之鼓甚，便是阳证、实证。《医宗金鉴》更明确指出："三因百病之脉，不论阴阳浮沉迟数滑涩大小，凡有力皆为实，无力皆为虚。"《脉学辑要》亦云："以脉来有力为阳证，脉来无力为阴证。"《医家四要》云："浮沉迟数各有虚实。无力为虚，有力为实。"但必须指出，若脉过于强劲搏指，不得作实脉看，恰为胃气衰败、真气外泄之脉。

沉取有力无力，此即诊脉之关键。不论脉分 27 种还是 34 种，皆当以虚实为纲，何其明快。

（四）脉诊原理

脉虽纷纭多变，但只要理解脉象形成的原理及影响脉象变化的因素，对诸脉也就能了然于胸臆，不为所惑了。

脉的形成原理，一言以蔽之，乃气与血耳。脉乃血脉，赖血以充盈，靠气以鼓荡。正如《医学入门》所云："脉乃气血之体，气血乃脉之用也。"所有脉象的诸多变化，也都是气血变化的反映。气为阳，血为阴。气血的变化，也就是阴阳的变化。诚如《素问·脉要精微论》所云："微妙在脉，不可不察。察之有纪，从阴阳始。"气血是打开脉学迷宫的钥匙。倘能悟彻此理，则千变万化的各种脉象，可一理相贯，触类旁通，而不必囿于众多脉象之分，画地为牢，死于句下。恰如《脉学指南》云："上古诊脉，如浮沉迟数等，名目不多，而病情无遁。后胪列愈伙、指下愈乱，似精反粗，欲明反晦。盖求迹而不明理之过也。"《诊家枢要》亦云："得其理，则象可得而推矣。是脉也，求之阴阳对待统系之间，则启源而达流，由此而识彼，无遗策矣。"

1. 气的变化对脉象的影响

①气盛：气有余，则鼓荡血脉之力亢盛，气血必动数而外涌。气血外涌，则脉见浮、洪、实、大、长、缓纵而大等象。气血动数，则脉见数、疾、躁、促等象。

②气郁：气为邪阻，气机不畅；或情志怫逆，气机郁滞，则气不能畅达以鼓荡血脉，脉见沉、伏、牢、涩、迟、细、短、结乃至厥。气机不畅，阳气不得敷布，经脉失却阳气之温养，致收引拘急，脉见弦、紧、细、涩等象。此等脉象，貌似不足，实则乃邪气亢盛所致。其与虚脉的鉴别，在于按之中有一种奔冲激荡、不肯宁静之象，与虚脉之按之无力者异。这就是以沉取有力无力分虚实。

至于病机相同，为何脉象有沉、伏、涩、短、迟等不同的区分？这是由于气机滞塞的程度、部位不同，引起气机滞塞的原因不同，因而同一病机，产生不同的脉象。脉虽各异，而理却相通。

③气虚：气虚无力鼓荡血脉，则出现脉来无力的缓、迟、微、弱、濡、代、小、短、涩等脉象。气虚不能固于其位，气浮于外而脉浮，可见浮、虚、散、芤、微、濡、革等脉。气虚，则虚以自救，奋力鼓搏，脉可数，然按之无力，愈虚愈数，愈数愈虚。若气虚极，脉失柔和之象，亦可见强劲坚搏之脉，此乃真气外泄，大虚之脉，不可误认作实脉。

2. 血的变化对脉象的影响

①血盛：血为邪迫，则奔涌激荡，血流薄疾，则脉见滑、数、疾、促等象。血流奔涌于外，则见脉浮、洪、实、长等象。

②血瘀：由于邪阻、气滞，血行瘀泣，脉道不利，则见沉、伏、牢、

涩、细、小、短、促、结等。

③血虚：血虚不能充盈血脉，则脉细、小、濡、短、涩等。血行不继，则脉歇止而见促、结、代等。血虚不能内守，气失依恋而外越，则脉见浮、虚、微、芤、革、散、动等。血虚经脉失于濡养，则脉拘急而弦。

为了论述清晰，故将气与血分别论述。气与血的病理变化，虽有所侧重，但往往相互影响，密不可分。气血是脉象产生和变化的基础。明白了这个道理，就可以"知其要者，一言而终"。

（五）脉象的动态变化

古人对各种脉象，做了很多规定、描述，而且列举了很多形象的比喻，使后人能对各种脉象有个清晰的概念，可谓用心良苦。我们学习脉诊，不仅要了解各脉脉象的界定标准，准确地认脉，而且要掌握脉理及其所主的病证。能正确地识脉，还要以辨证的观点动态地辨脉。各脉不是孤立的、静止的，而是互相联系，有着不断的动态变化。掌握了这种动态变化的规律，就可活泼地看待各种脉象，守绳墨而废绳墨，驾驭整个疾病进程及脉象的各种变化，随心所欲不逾矩，达到出神入化的境地。

例如风温初起，脉可沉而数，可用升降散、银翘散之类。随着郁热的亢盛，热郁极而伸，淫热于外，则脉由沉数变成浮数。热邪进一步亢盛，激迫气血外涌，脉由浮数变为洪数，可用白虎汤治之。热邪亢盛而伤津耗气，则脉由洪数变为芤数，可用白虎加人参汤，若气被壮火严重耗伤，则脉由芤而转虚大乃至散，可用生脉散。若正气浮越而脱，则可由阳证转为阴证，脉转为沉微欲绝，可用参附汤、四逆汤回阳救逆。若热邪由卫分逆传心包，脉见沉数而躁急。若热传营血，阴亦耗伤，则脉见沉细数而躁急。温病后期，邪退正衰，肝肾阴伤，脉转为细数无力。若阴竭阳越，脉又可变为浮大而虚。阳越而脱，转为阴阳双亡时，脉又可沉细微弱。

再如气机郁滞，气血不能畅达以鼓荡血脉，随郁滞的程度不同，脉可逐渐转沉，进而出现沉、弦、迟、涩、细、短、结、伏乃至脉厥。这些虽是各不相同的脉象，但由于病机相同，可知上述诸脉所主病证是有机联系的，是一种病机动态发展的不同阶段、不同程度所出现的不同变化。这样就可以将诸脉以一理而融会贯通，就可由守绳墨而废绳墨，辩证地、灵活地看待各种脉象，而不必机械、刻板地死于句下。

欲达到守绳墨而废绳墨的境地，就必须了解脉理。理明自可判断各种脉象的意义，进而判断病证的性质、病位、程度、病势。掌握脉理的关键，在于掌握气血的相互关系及变化规律。

（六）脏腑分布

一种说法是，浮取以候心肺，中以候脾胃，沉以候肝肾。这种说法，临床不适用，难道心肺的病变都在浮候而不见于中候、沉候吗？肝肾的病变都在沉候而不见于浮候、中候吗？如患者喘而寸脉沉数，当知肺中蕴热，迫肺上逆而作喘。此证非于脉之浮候察得，而是于沉候诊知，何以言心肺之疾独于浮候诊之？

还有一种说法，以寸尺内外分候脏腑。寸口乃区区之地，细如麦秆，再过细地分为内外上下，难于掌握，且近于玄虚，临床也不这样用。

比较一致的意见，是以左右脉按寸关尺分布。左脉寸关尺分别为心、肝、肾；右脉寸关尺分别为肺、脾、命门。心包在左寸。有的认为两尺都属肾。

关于腑的分配，胆在左关，胃在右关，膀胱在尺，诸家意见比较一致，大小肠的分布，分歧就比较大。约有三种意见：一种是以表里经络关系来分，心与小肠相表里，且有经络相通，故小肠居左寸。肺与大肠相表里，且有经络相通，大肠居右寸。第二种意见是以气化功能分，大小肠都传化水谷，属胃气所辖，故大小肠居右关。第三种以脏器实体部位来分，大小肠皆属下焦，所以分配于尺部。三焦的分布，有的主张上中下三焦分居寸关尺；有的认为三焦气化取决于肾，应居尺；有的认为三焦与心包相表里，且有经络相通，应居左寸。各执己见，令学者莫衷一是。

脏腑的分部，不宜过于机械刻板，不仅玄虚，也不适用。笔者判断脏腑病位，根据寸候上焦病变，包括心、肺、心包及胸、颈、头部；关候中焦病变，包括脾、胃、肝、胆、上腹；尺候下焦病变，包括肾、膀胱、大小肠、女子胞，及下腹、腰、膝、足等。至于判断属何脏何腑的病变，要结合该脏腑及其经络所表现的症状，综合分析判断。如寸数咳嗽，寸数为上焦有热。上焦之热究竟在心、在肺、在胸、在头，尚不能单凭脉以断。

察知患者咳嗽，咳嗽乃肺的症状，结合寸数，可断为肺热。若同为寸数，出现心烦不寐的症状，则可断为心经有热。考之于《脉经》，即以寸关尺分主三焦，而没有机械地将寸关尺与脏腑硬行搭配。《脉经》分别三关境界脉候所主曰："寸主射上焦，出头及皮毛竟手。关主射中焦，腹及腰。尺主射下焦，少腹至足。"这种定位的方法，简单、实用、确切，没有故弄玄虚或呆板、烦琐的弊端。

（七）脉象的删繁就简

《脉经》以前，虽提出了很多种脉，但缺乏对脉象准确、严格的描述，而且名称也不统一，随意性很大。《脉经》始对脉学做了专门的、系统的整理阐述。提出 24 种脉，并对脉象做了较严格的界定，对后世影响深远。后世医家在《脉经》24 种脉的基础上，又增加了许多种脉，分别提出 27 种脉和 34 种脉等。仔细研究分析，有些脉象是重复的，彼此之间特征难以区分，而且其病理意义是相同的。所以，后世有些医家做了有意义的删减，如张景岳提出正脉 16 部，计有浮、沉、迟、数、洪、微、滑、涩、弦、芤、紧、缓、结、伏、虚、实，而将《濒湖脉学》中的长、短、濡、促、代、散、牢、革、细、弱、动 11 部脉删去。这种删繁就简的思路是好的，但具体何脉当删、何脉当留，尚可商榷。

就后世多遵从的《濒湖脉学》中的 27 部脉而言，可删濡、伏、牢、革、长、短。

1. 濡脉当改称软脉

濡本软，其特征为脉体柔软。后世将濡脉的特征描述为浮而柔细。若果以浮而柔细为濡脉，则与浮细无力之微脉难以区分，而且濡与微所代表的病理意义也是相同的，故以浮而柔细为特征的濡脉当删。濡脉当改称软脉，软脉的唯一特征是脉体柔软，没有浮而柔细的限定。

2. 伏脉可删

伏与沉，都是重按方见，只是伏比沉更深一些，这与沉脉只是程度上的差异，病理意义上没有多大区别，故伏脉可删。

3. 牢脉可删

牢脉特征是沉而弦长实大，与沉实的脉象和病理意义是一致的，故牢脉可删。

4. 长脉可删

太过之长脉，与实脉、弦大有力之脉的脉象特征、病理意义是相同的，故长脉可删。

5. 短脉可删

无力而短之脉，与微、弱的病理意义相同。有力而短的脉，与涩而有力的脉相同，故短脉可删。

6. 革脉可删

革脉的特征是浮大有力，按之空豁，与芤脉相近，而且病理意义相同，故革脉可删。

《濒湖脉学》较《脉经》增加了长、短、牢三部脉，增加的意义不大、可删。笔者又在《脉经》基础上，提出去掉伏、革，并将濡恢复软的名称，共22种脉。这里仅提出供商榷的意见，在下篇对各脉的讨论中，仍保留了《濒湖脉学》中的27部脉。

（八）脉诊中的注意事项

关于脉诊中的注意事项，各脉书中都有很多论述，此处只谈一下未曾提及或有不同见解的几个问题。

1. 西药对中医诊脉辨证的影响

很多西药，尤其是中枢神经系统药物、循环系统药物、内分泌系统药物、液体疗法等，都可显著地影响脉象，干扰中医辨证。因而，在诊脉时，要充分考虑这些影响因素，尽量避免错误的判断。我曾会诊一格林 - 巴利综合征患者，呼吸已停，心跳尚在。因用激素、兴奋剂、加压输氧、输液及血管活性药物，呈现脉洪大、面赤、舌红而干。据此，诊为阳明热盛，予白虎加人参汤，患者10日后死亡。事后想来，呼吸已停，当属中医学脱证范畴，应用参附益气回阳。面赤脉洪，当为西药的影响，予白虎加人参汤恐为误治。中西医结合共同治疗的情况很多，当如何排除干扰，正确辨证论治，有待进一步研究探讨。

2. 下指法

历来强调诊脉当用指目。但对脉体稍阔者，指目难以诊得脉之全貌，莫如用指肚为好。所以我主张以指肚诊脉。

3. 双脉问题

有些患者一侧脉，并列两根动脉，一根于寸口处浮弦细而劲，另一根略沉较粗且和缓，周学海称"二线脉"。两脉之取舍，当以稍粗大者为凭。

4. 指力

三指切脉，指力必须一样，亦即压强需一样，否则辨不出三部脉之独弱独强、独大独小的变化。

5. 素体脉

人有男女老幼、强弱肥瘦之分，素体脉亦不同，诊病脉，必须考虑其素体的差异。

（九）脉象要素分解

脉象，是由脉位、脉体、脉力、脉率、脉律、脉幅、脉形 7 个基本要素所组成。由于这 7 个要素的变动，因而演变出纷纭繁杂的诸多脉象。若每种脉象，都能从七要素入手，加以分解，并弄清影响这些要素变化的原因、机制，则有助于对各种脉象的掌握、理解和融会贯通，不致有如坠五里云雾之感。

1. 脉位

脉位可分浮、中、沉三候。

脉何以浮？无非是气血搏击于外致脉浮。

气血何以搏击于外？常脉之浮，可因季节影响，阳气升发而脉浮。病脉之浮，可因邪气的推荡，使气血鼓搏于外而脉浮。如热盛所迫，或邪客于表而脉浮。若正气虚弱，气血外越，亦可因虚而浮。同为浮脉，一虚一实，以按之有力无力分之。

何以脉沉？常脉之沉，因于季节变化，阳气敛藏而脉沉。病脉之沉，一可因气血虚衰，无力鼓荡而脉沉；一可因气血为邪所缚，不能畅达鼓荡而脉沉。同为沉脉，一虚一实，以按之有力无力区别之。

2. 脉体

脉体有长短、阔窄之分。

脉长而阔者，健壮之人，气血旺盛，或因夏季阳气隆盛，脉可阔长。

平脉辨证脉学心得（第二版）

病脉之阔而长，可因邪气鼓荡气血，使气血激扬，搏击于脉乃阔而长。正虚者，气血浮动，脉亦可阔长。二者一虚一实，当以沉取有力无力别之。

脉体短而窄者，一因邪遏，气血不能畅达鼓击于脉，致脉体短窄。或因正气虚衰，无力鼓搏，亦可脉体短窄。二者一虚一实，当以沉取有力无力别之。

3. 脉力

脉力分有力无力，当以沉候为准。无论浮取脉力如何，只要沉取无力即为虚，沉取有力即为实。

沉而无力者，阳气、阴血虚衰也，无力鼓击于脉，致脉按之无力。沉而有力者，因邪扰气血不宁，搏击血脉而脉力强。若亢极不柔者，乃胃气败也。

4. 脉率

脉率有徐疾之别。疾者，儿童为吉。病脉之疾，可因邪迫，气血奔涌而脉疾；亦可因正气虚衰，气血皇张，奋力鼓搏以自救，致脉亦疾。二者一虚一实，当以沉取有力无力分之。

脉徐者，可因气血为邪气所缚，不得畅达而行徐；亦可因气血虚衰，无力畅达而行徐。二者一虚一实，当以沉取有力无力分之。

5. 脉律

脉律有整齐与歇止之分。气血循行，周而复始，如环无端，脉律当整。若有歇止，则或为邪阻，气血不畅而止；或为气血虚，无力相继乃见止。二者一虚一实，当以沉取有力无力分之。

6. 脉幅

脉来去（即脉之起落）之振幅有大小之别。常脉振幅大者，气血盛。病脉之振幅大，或因邪迫，气血激扬而大；或因里虚不固，气血浮越而脉幅大。二者一虚一实，当以沉取有力无力别之。

脉幅小者，可因邪遏或正虚，致脉来去之幅度小。二者一虚一实，当以沉取有力无力分之。

7. 脉形

气血调匀，脉当和缓。因时令之异，阴阳升降敛藏不同，脉有弦钩毛石之别，此皆常也。若因邪扰或正虚，气血循行失常，脉形可有弦、紧、滑、代之殊。弦紧皆血脉拘急之象，或因邪阻，或因正虚，经脉温煦濡养不及而拘急。滑乃气血动之盛也。或因气血旺，脉动盛而滑，如胎孕之脉；或邪扰，激荡气血，涌起波澜而脉滑；或正气虚衰，气血张皇而脉滑。二者一虚一实，当以沉取有力无力分之。

　　脉之变化多端。无非是构成脉象的七要素之变动。七要素的变动，无非是气血的变动。气血之所以变动，无非邪扰和正虚两类。故气血为脉理之源，虚实为诊脉之大纲。倘能知此，则诸脉了然于胸臆，不为变幻莫测之表象所惑。

下 篇

一、浮脉

（一）脉象

浮脉有两层含义，一是指部位概念，凡轻取而能诊得的诸脉，不论大小迟数，只要脉位在浮位，皆称为脉浮，如虚脉、微脉、洪脉、革脉等。另一种是指具有严格界定的独立脉象。为了对二者加以区分，前者可称为"脉浮"，后者乃称为"浮脉"。

浮脉必须具备下列几个条件。

1. 脉位

位居肌表，轻手而得。所谓轻手而得，是指轻取即可诊得脉之主体、脉之全貌。若轻手虽可触得脉的搏动，但沉按之脉较轻取时或大或细，或强或弱，或弦紧拘急，或动数不宁等，皆非浮脉。因轻取时所诊得的脉象，并非脉之全体、全貌，反映不了疾病的本质，所以不得称为浮脉。

2. 脉体

浮脉虽轻手可得，但其脉体当不大不小、不长不短。大则属洪、芤、实、革、虚、散之类；细则属微、细、濡之类。

3. 脉力

浮脉当轻手而得，举之有余，按之不足，如捻葱叶，如水漂木。所谓按之不足，是指当中取或沉取时，脉力与浮位相较，略显不足而已。若按之较轻取还有力，则为实脉、牢脉之类。若按之较轻取时明显无力，则属虚、芤脉之类，皆非浮脉。

4. 脉幅

脉起落之幅度不大、不小。过大为洪、实之类；过小为细、涩之类。

25

（二）脉理与主病

浮脉，是气血游行于外所致。气血何以游行于外？可见于3种情况。

1. 平脉

肺之平脉浮而短涩。四季中，秋脉当浮，秋属金，与肺相应。秋季，阳气由隆盛而初敛，人亦应之。脉虽浮，已由夏季浮大转见短涩敛降之象，故脉浮而短涩，此为平脉，当知无恙。

2. 邪袭脉浮

此种浮脉，当属实证，多见于外感新病。外感六淫，邪袭肌表，正气拒邪而不得深入，正邪相争于肌表，气血搏击于外而脉浮，如太阳病之脉浮。

3. 热盛脉浮

六气化火，五志化火，或气血痰食蕴久化热，热盛外淫，搏激气血外达肌表，脉亦可浮。此种脉浮，均属实证。

4. 正虚脉浮

这类脉浮，皆属久病、虚证。久病正虚，脉本不当浮，若反见浮者，可有两种情况。一种是经适当治疗、将养，正气逐渐恢复而脉浮，此是向愈之兆。如《伤寒论》第290条："少阴中风，脉阳微阴浮者，为欲愈。"第327条："厥阴中风，脉微浮为欲愈。不浮为未愈。"另一种是正气虚衰，真气浮越于外而脉浮。所谓正虚而浮，当包括阴阳气血的虚衰。阴虚不能敛阳，阳浮于外而脉浮；血虚不能内守，气失依恋，气越于外而脉浮；阳虚者，阴寒内盛，格阳于外而脉浮；气虚者，不能固于其位，游荡于外而脉浮。正如《四诊抉微》所云："内虚之证，无不兼浮。"

久病脉浮，可有渐浮、暴浮两种形式。渐浮者，或正气渐复而浮；或正气渐耗，真气逐渐浮越于外而脉浮。暴浮者，可见于正气暴脱，真气骤然脱越于外，阴阳离决而脉暴浮，多属回光返照的征象。如《伤寒论》第315条："服汤，脉暴出者死。"

由上述可知，浮脉主邪在表，或里热外淫，亦主里虚。

二、沉脉

（一）脉象

沉脉和浮脉一样，也有两层意思：一是部位概念，凡重按至筋骨乃得之脉，不论大小迟数、有力无力，皆曰沉；一是指沉脉，是具有严格特征的一种脉。为了区分二者，前者可称"脉沉"，后者可称"沉脉"。

正常沉脉，举之不足，按之有余，如绵裹砂，内刚外柔。除位居沉位、重按至筋骨乃得这个特征之外，还须具有"软、滑、匀"的特征。软与匀，是指脉沉之中有舒缓之象，往来和匀，乃有胃气的表现。沉滑者，沉为阴，滑为阳，有阳潜水中之象，此为冬与肾之平脉。

（二）脉理与主病

沉脉是非常重要的一部脉，因脉以沉为本，以沉为根。脉以虚实为纲，而虚实的区分，又在于沉候之有力无力。故而，沉脉极为重要。

脉何以沉？因气血不能外达以鼓荡、充盈血脉，故而脉沉。

气血何以不得外达？无非两类原因：一类是正气虚衰，气血无力外达，致脉沉；一类是邪气阻遏，气血外达之路窒塞不畅，亦可脉沉。

1. 正虚脉沉

正虚脉沉，可见于阳虚、气虚、血虚、阴虚。阳主动，可推动激发全身之机能，阳虚无力推动激发气血循行，脉乃沉。气为橐籥，鼓荡血脉，气虚则无力鼓荡，故脉沉。血虚者，无力充盈血脉，致脉沉。且血虚往往兼有气虚，气血皆不足，脉失充盈鼓荡，故而沉。阴虚者，血脉失于充盈，脉亦可沉。正虚而脉沉者，当沉而无力。

当临床见到沉而无力的脉象时，病的性质属虚无疑。但究竟判断为阳虚还是气虚、血虚还是阴虚，这就要结合沉脉的兼脉及望闻问三诊来综合分析判断。阳虚者，脉沉迟无力，伴畏寒肢冷、舌淡苔滑的寒象。气虚者，脉沉无力，伴有气短、无力等虚象。血虚者，脉沉细无力，伴面色无华、心悸、舌淡嫩等症。阴虚者，脉沉细而数，伴虚热、舌红少苔等症。

前论浮脉时，言正虚可致脉浮，此又曰正虚脉沉，岂不矛盾？非也。正虚脉可沉可浮，取决于正虚的程度与方式。阳虚者，虽虚但不甚重时，脉可沉而无力；若阳虚者，导致阴阳格拒时，阳气外脱，脉可由沉而无力转为虚大、洪数、浮散等。若阳虚进一步加重，连浮越之力亦丧失时，则脉可由浮大转为沉而微细欲绝，或脉绝。气虚不甚重时，脉不任重按，或按之无力。若气虚而贼火内炽，则气血因贼火之迫激而外浮，可见洪大虚数之脉。气极虚时，脉可浮散，亦可转为沉而微细欲绝。因血为气之母，故血虚时，往往伴有不同程度的气虚。气血不足，无力鼓荡血脉，而脉沉细无力。若血虚不能内守，气失依恋，则气浮于外而脉虚大。尤其当血暴脱时，气乃外越，出现虚、大、芤、革等脉象。阴虚者，若阳气尚未浮越时，脉象多呈沉细数。若阴虚较重，阴不敛阳而阳越，则脉浮大洪数，或阴竭于下而阳越于上，呈阳旺阴弱之脉。所以，同为正虚，脉可沉亦可浮，乃取决于正虚程度及方式。

2. 邪阻而脉沉

内外之邪阻遏气血外达而导致脉沉，包括六淫、七情及气血痰食等。

（1）六淫外袭，可致脉沉。俗皆云浮脉主表，表证脉浮，六淫外袭，脉皆当浮。然临证既久，悉心体察，发现表证初起，脉竟多不浮，反以沉者为多见。固然，正虚外感之人，脉可不浮；然素体健壮者，外感初起脉亦多不浮。究其原委，盖因邪气闭郁使然。

阴邪袭于肌表者，以阴邪其性凝泣收引，腠理闭郁，经脉不畅，气血不能外达，故脉不仅不浮，反而见沉。如《四诊抉微》云："表寒重者，阳气不能外达，脉必先见沉紧。"又云："岂有寒闭腠理，营卫两郁，脉有不见沉者乎。"

新感温病初起，邪袭肺卫，以温邪为阳邪，阳主动，又外袭卫分，脉本当浮。但征之临床，发现温病初起，脉亦多不浮，反而以沉为多见。何以温病初起脉亦多沉？因温邪上受，首先犯肺，肺气怫郁，气机不畅。温邪蕴阻于肺而为热，卫阳不宣而恶寒，气血不得外达而脉沉。故虽为温病初起，脉沉乃理势然也。由此可知，沉脉主表。

当然，并非表证不见脉浮。当外邪化热，热郁而伸时，鼓荡气血外达，脉方见浮。若热势进一步亢盛，则气血为热所迫而外涌，脉不仅浮，且呈洪数之象，此时已由太阳传入阳明，或由卫分传入气分。

浮脉主表，似乎成为亘古不易之定论。所以脉浮与否，成为判断表证有无的主要依据。但通过上述论证，当知表证初起脉并不浮。那么表证当如何判断呢？判断表证有无的主要标志当是"恶风寒"，有一分恶寒就有一分表证。《伤寒论》第3条："太阳病，或已发热，或未发热，必恶寒。"当然，热郁、阳虚皆可恶寒，但与表证之恶风寒有别。表证之恶风寒，尚须具备以下特点：第一，发病初期即有恶风寒；第二，恶寒与发热并见；第三，表证不解，则恶风寒不除；第四，发热恶风寒的同时，伴有头身痛、鼻塞咳嗽等症。有符合上述特征的恶风寒，就有表证存在；无此特征的恶风寒，就无表证。所以，表证存在与否，不以脉浮沉为据。

（2）情志怫逆，可致脉沉。情志怫逆，扰乱气机，气血不能畅达，故而脉沉。沉脉之中，可兼实、弦、细、涩、迟、结等。这些不同脉象的出现，病机相同，都是由于气郁，气血不能畅达所致。由于郁滞程度不同，正气盛衰有别，因而出现沉中兼弦细涩迟等。

（3）痰饮、湿浊、瘀血、食滞、水蓄、积聚、腑实、火郁等诸多有形之邪，皆可阻滞气机，气血不畅，脉道不利而脉沉。由于阻滞的邪气不同，阻闭程度相殊，沉脉可兼滑、弦、细、软、涩、实、结、躁，甚至脉伏、脉厥。因皆属邪实，故皆沉而有力。

三、迟脉

（一）脉象

迟脉皆以至数论，曰一息三至。若仅以至数分，有些问题就难以解释。迟脉分部，脉书皆有寸迟、关迟、尺迟之分。若独寸迟，则当一息三至；关尺不迟，当一息五至，寸与关尺的脉率当不一致。再如，《金匮要略·胸痹心痛短气病脉证治》有"寸口脉沉而迟，关上小紧数"。寸迟当为一息三至，关数当一息六至。寸关尺本一脉相贯，一气而动，三部脉率应是相等的，不可能出现各部至数不一的情况。若坚持以至数分迟数，那么只能得出这样的结论：自古迟脉分部而论是错误的，仲景的寸迟关数是荒谬的。

我们认为，迟数脉的确定，应以脉象为据，而不重在至数。脉的每次搏动，来去皆迟慢，不论至数为三至、四至乃至五至，皆曰迟。

据之临床，事实上一脉三部，至数定然一致，而脉象可各不相同。以脉象论迟，则某部独迟就不难解释了。所以，迟脉的特征，应重在脉象，而不重在至数。

或问，迟脉来去迟慢，涩脉来去艰难，二者如何区分？二者的共同点是来去皆迟慢艰难；异点是涩脉搏起时的振幅小，而迟脉搏起之振幅不小。

（二）脉理与主病

脉迟，缘于气血运行迟滞，致使脉之来去皆迟慢。导致气血运行迟滞的原因，不外正气虚衰，气血不振；或邪气阻遏，气血不得畅达。

1. 正气虚衰，气血不振

正气虚衰，包括阴阳气血的虚衰，皆可令气血不振，运行不畅而脉迟。

（1）阳虚脉迟：阳虚不能温煦、推荡气血运行；阴寒内盛，又使气血凝泣不行，故脉来去迟慢。凡肾阳虚、脾阳虚、心阳虚、肝阳虚者，皆可令脉迟。此迟，当沉而无力。

（2）气虚脉迟：气虚，无力鼓动血脉，率血而行，致脉来去迟慢。此迟，必迟而无力。

（3）血虚脉迟：血虚，不能充盈血脉，脉道枯而涩滞不利，故脉来去皆迟慢。如《伤寒论》第50条："假令尺中迟者，不可发汗，何以知然，以荣气不足，血少故也。"

阳虚、气虚、血虚，皆可致脉迟而无力。其鉴别之点在于：阳虚者，伴畏寒肢冷、舌体淡胖等症；气虚者，伴气短无力症，而寒象不著；血虚者，伴面色无华、心悸、舌淡、脉迟无力而兼细。

（4）阴虚脉迟：阴虚之脉，多为细数或虚数，迟虽少见，但不是绝对没有。如热邪灼伤津液，血稠浊而行迟，亦可导致脉迟。阴虚脉迟者，舌质红绛少苔，伴阴虚阳亢之热象。

2. 邪气阻遏，气血不畅

六淫外客，七情内伤，气血痰食等，皆可阻滞血脉令脉迟。

（1）寒邪所客：寒为阴邪，其性收引凝泣，气血不得畅达而脉迟，如《金匮要略·痉湿暍病脉证治》："太阳病，其证备，身体强，然脉反沉迟。"既为太阳证，脉本当浮，何以反见沉迟？乃风寒之邪客于血脉，气血不得畅达而脉迟。

（2）热邪壅遏：热壅于内，一方面可阻遏气机，使气血不得畅达而脉迟，另一方面，热邪耗伤阴液，血液稠浊而行迟，故而脉迟。热闭愈重则脉愈迟。如《伤寒论》第208条："阳明病脉迟……大承气汤主之。"大承气汤乃攻下热结之峻方，竟然脉迟，可知此迟非寒，乃热闭使然。此种脉迟，必按之有力，且有一种躁扰不宁之象。进而察其舌，舌质必老红、苔必老黄，伴胸腹灼热等内热亢盛之象。

（3）气机郁滞：七情所伤，气机郁滞，气血不能畅达，致令脉迟。

（4）痰饮、瘀血、食积阻滞气机，气血不得畅达，亦可致脉迟。

正虚而脉迟者，沉而无力；邪阻而迟者，沉取有力。

四、数脉

（一）脉象

一息六至为数。此以至数论数脉。余以为数脉重在脉象，而不重在至数。脉来去皆快，即为数脉。至于脉的至数，可一息六至，亦可一息五至、七至。《内经》云数脉之象"脉流薄疾"。薄者，迫也；疾者，迅也。脉来去疾速急迫，就是数脉。显然《内经》是以脉之形象而不是以脉之至数论数脉。《脉经》亦云："数脉去来促急。"也是以"象"论数脉，而不是以至数论数脉。即使脉来一息六至，但来去均无疾迫之感，仍不以数脉论。所以，数脉尤重在脉象。否则，历来脉书都以寸关尺分部论数如何解释？"寸口脉沉而迟，关上小紧数"者，又如何解释？

（二）脉理与主病

儿童稚阳之体，脉数为平。病脉之数，有阳热亢盛及正虚两类原因所形成。

1. 热盛脉数

阳热亢盛而脉数者，可见于六气化火、五志化火，以及痰饮、湿浊、瘀血、食积等蕴而化火，致阳热亢盛。热盛，则搏击气血，气血行速而脉来疾迫致脉数。

由于引起阳热亢盛的原因不同，所以数的兼脉也不同。气郁化火者，脉多沉数，或沉弦而躁数。外感六淫化热者，脉多洪数，或沉实而数。痰、食蕴久化热，脉多滑数。湿邪蕴而化热，脉多濡数。当然，除兼脉不同外，其他症状和体征亦各有特点，当相互参照，以资鉴别。这类数脉，皆属实热，当数而有力，治当以凉泄为主。

2. 正虚脉数

正虚，包括阴阳气血的虚衰，皆可致数。

（1）阴虚脉数：阴虚不能制阳，则阳相对亢盛，鼓荡气血，脉流薄疾而脉数。此数，多见细数。若阴虚不能内守而阳气浮越者，脉可浮数而大，但不任重按。

（2）阳虚、气虚、血虚者，脉皆可数：因正气虚衰，气血张皇，奋力鼓搏以自救，致脉来急迫，且愈虚愈数，愈数愈虚。此数也，或沉细而数，或浮大而数，然必皆按之无力，治当温补。

五、滑脉

（一）脉象

滑脉之象，往来流利，如贯珠转动，往来前却。《脉经》曰："往来前却，流利展转，替替然与数相似。"

（二）相类脉

滑与数，皆往来流利。但滑脉的主要特征是往来前却。前是前进，却是后退。进而复却，如珠之滚动。数脉的主要特征是往来急迫，而滚动之感不著。

（三）脉理与主病

1. 常脉

（1）平人见滑脉，乃气血旺盛。

（2）肾之平脉沉而软滑。以肾藏精，五脏六腑之精皆聚于肾而藏之。精血同源，肾之精血充盛，脉乃滑。又肾脉沉，乃封藏之象；滑为阳，乃火潜水中，故肾脉沉而软滑为平。

（3）孕妇聚血以养胎，故血盛而滑。

2. 病脉

（1）邪阻：滑为邪盛有余之脉。邪气阻遏，气血欲行而与邪搏击，则激扬气血脉滑。犹如河中有石，水流经时，则与石搏击，激起波澜。故《金匮要略·水气病脉证并治》曰："滑则为实。"

可以导致滑脉的邪气很广，热盛、水蓄、血结、气壅、痰饮、食积等皆可致滑。如《伤寒论》第350条："伤寒脉滑而厥者，里有热，白虎汤主之。"此言热盛致滑。《伤寒论》第256条："脉滑而数者，有宿食也。"此言宿食致滑。《金匮要略·水气病脉证并治》："沉滑相搏，血结胞门。"此言血结致滑。《金匮要略·脏腑经络先后病脉证》："滑则为气。"此言气壅而滑。《伤寒论》第138条："小结胸病，正在心下，按之则痛，脉浮滑者，小陷胸汤主之。"此言痰热致滑。以上皆为邪实而致脉滑。

或问既为邪阻，脉何不沉、迟、细、涩、结而反滑？盖邪阻重者，气机阻滞亦重，气血通行艰，故脉见沉、迟、细、涩、结之类，甚至脉闭伏而厥。若虽有邪阻，但邪阻不甚，气血与邪搏击而波澜涌起，则脉可滑。此滑必按之有力。

（2）正虚脉滑：正虚者，脉本不当滑。气血已亏，鼓荡乏力，脉何由滑也。所以张路玉说："滑脉无无力之象，无虚寒之理。"但是当正气虚衰较重，不能内固而外泄时；或正虚贼火内炽时，脉亦可滑。如《脉学辑要》云："然虚家有反见滑脉者，乃元气外泄之候。"《脉理求真》亦曰："或以气虚不能统摄阴火，脉见滑利者有之。"此滑当按之无力。

临床因正虚而脉滑者，常见脾虚生痰者，亦滑而无力，或缓滑不任重按。

若脉滑实坚搏弹指，乏和缓之象，乃胃气败。如真心脉，"坚而搏，如循薏苡子，累累然"，此为真脏脉，乃大虚之象，不得误认为实脉。

六、涩脉

（一）脉象

关于涩脉的脉象，较难把握。历代都加了很多限定词，列举了很多比喻。本想把涩脉说得更明确，反倒滋生出许多冗词蔓语，使涩脉模糊难识。

涩脉的本意是往来涩滞，正如王冰在《素问·脉要精微论》注解中所说:"涩者,往来不利而蹇涩也。"王叔和改为:"涩脉细而迟,往来难且散,或一止复来。"提出了涩脉的五个条件,即细、迟、止、散、往来难。后世多宗此说。如《脉诀汇辨》曰:"迟细而短,三象俱足。"也就是说,涩脉必须具备迟、细、短三个条件,缺一不可。李濒湖曰:"参伍不调名曰涩。"在细、迟、短三条件上,又加上了至数不齐的"参伍不调"。又曰:"散止依稀应指间,如雨沾沙容易散。"在细、迟、短、止的 4 个条件上,又加上了散与虚软无力。综合起来,涩脉的条件是细、迟、短、止、散、虚、往来难 7 个要素。

可是《素问·调经论》载:"其脉盛大以涩。"由句意可知,此涩绝非指尺肤之涩,而是言脉象之涩。涩脉与盛大脉并见,既然盛大,就不会细短,涩脉的条件起码三缺二。可见,短细并非涩脉的必备条件。《灵枢·胀论》曰:"其脉大坚以涩者,胀也。"《难经·五十八难》曰:"伤寒之脉,阴阳俱盛而紧涩。"涩当细迟短且无力,而盛紧坚大皆长大有力之脉,何能与涩并见?《伤寒论》第 363 条:"寸脉反浮数,尺中自涩者。"涩兼迟,当一息三至,何能与数并见不悖?《伤寒论》第 274 条:"阳微阴涩而长者。"涩脉当短,何以与长并存,涩脉的细迟短散虚与上述的数长盛大坚紧是不可能并见的。可见,涩脉未必细散虚。

后世医家又提出:"参伍不调名曰涩。"参伍不调,医家多解为三五不调,中有歇止。肺之平脉多浮短而涩,若果有歇止,且三五不调,脉律如此紊乱,肯定不是正常脉,焉能称为平脉?再者,涩脉亦有寸涩、关涩、尺涩之分部,脉本一气相贯,岂能寸脉三五不调,而关尺脉律整齐?所以,涩脉不当有歇止。

"参伍"一词见于《内经》。《素问·三部九候论》:"形气相得者生,参伍不调者死。"《素问·八正神明论》:"以日之寒温,月之虚盛,四时气之浮沉,参伍相合而调之。""参伍",《说文解字》段注:"凡言参伍者,皆谓错综以求之。"王冰注:"参谓参校,伍谓类伍。参校类伍而有不调,谓不率其常,则病也。"

据《内经》两处用"参伍"一词的意思,是参校类比以推求的意思。"参伍不调",是指经过参校类比、分析推求,以知人之形与气、人与时令不相调和,此为病。把"参伍"当作"三五"的大写,直译成"三五"已谬；而且《内经》两句原文，并没有三五不调的含义，再衍生出歇止的意思，其谬再矣。参伍不调，《内经》中从未指涩脉而言。至于哪位先生首先发明的"参伍不调名曰涩"，尚无确据，后人随之敷衍出涩脉"三五不调，中有歇止"的错误，人云亦云，谬误流传至今。

综上所述，涩脉当无迟、细、短、散、虚、止这些条件，仅剩下"往来蹇涩"这唯一的特征了。

"往来蹇涩"，若指脉的来去皆艰难，这与迟脉的往来迟慢是一个意思，迟涩二脉就无分别，而是一种脉象。所以，"往来蹇涩"，不是指脉的来去艰难迟慢，而是指脉搏起之振幅小。这是由于气血滞涩，或气血虚衰，不能畅达以鼓荡充盈血脉而形成的脉象。笔者临床即以脉来搏起之振幅小，作为判断涩脉的唯一特征。无论脉体大、细、长、短，脉力有力无力，脉律齐与不齐，脉率或数或迟，只要脉来搏起之振幅小，就是涩脉。此亦即往来蹇涩之意。

（二）脉理与主病

涩脉振幅小，因于气血鼓搏不利所致。气血鼓搏不利的原因，无非是气血虚而鼓搏无力，或气血为邪所阻，不能畅达以鼓搏于脉，致脉幅小而为涩。

1. 气血虚而涩

血虚可致脉涩，故涩脉主精亏血少。对此，诸医家均无异议。精血同源，血少无以充盈血脉，故脉来蹇涩。因于血少，故见心痛、怔忡、经闭、艰嗣等。

对于涩主气虚，众医家皆非之。因《内经》云："涩者阳气有余也。"历代医家多宗此说，认为涩为多气。如《脉经》云："脉涩者少血多气。"《备急千金要方》："脉涩者，少血多气。"《诊家枢要》："涩为气多血少之候。"《脉确》："涩脉血少气有余。"果若血少气有余，则鼓荡有力，脉当见浮、芤、革、虚等，而不会出现涩脉，这似乎与《内经》原文相悖。实则《内经》的阳气有余，是指气滞而言。如《外科精义》曰："脉涩则气涩也。"《脉学辑要》曰："又有七情郁结，及疝瘕癖气，滞碍隧道而脉涩者。"《脉学阐微》亦云："涩脉多见于情志不遂，血运郁涩所致。"至于涩主气虚，仅有少数医家论及。如《景岳全书》云："涩为阴脉，为气血俱虚之候。"《脉理求真》曰："涩为气血俱虚之候。"由此可见，气血虚，无力鼓搏于脉，致脉之搏幅小而形成涩脉。因虚而涩者，当按之无力。

2. 邪阻气机不畅而脉涩

邪阻气机不畅，气血不能畅达以鼓搏血脉，致脉幅小而形成涩脉。起到阻滞作用的邪气，主要为外邪所客、气滞、血瘀、寒盛、热邪、食积等。如《伤寒论》第48条："何以知汗出不彻？以脉涩故知也。"此涩，即表邪郁遏使营卫不畅，阳气怫郁不得发越而致涩。《脉理求真》曰："然亦须分寒涩、枯涩、热涩之殊耳。"指出涩脉可因寒客、阳虚、阴血枯涸、热邪壅塞所致。《脉学辑要》云："食痰胶固中外……七情郁结，及疝瘕癖气，滞碍隧道。"这些原因皆可致涩。

正虚之涩，脉涩而无力；邪阻之涩，脉涩而有力。恰如《脉学辑要》所说："脉涩者，宜甄别脉力之有无，以定其虚实耳。"

七、虚脉

（一）脉象

《脉经》云："虚脉，迟大而软，按之不足，隐指豁豁然空。"这里指出了虚脉的组成有4个要素，即浮、迟、大、空。后世医家多宗此说。

古代对虚脉的描述，只有一个要素，即按之无力，并不含有浮、迟、大的意思。《素问·示从容论》："今夫脉浮大虚者，是脾气之外绝。"《素问·刺疟》："疟证脉大虚。"《素问·五脏生成》："黄脉之至也，大而虚。"《内经》是把浮、大、缓作为虚脉的兼脉，则知虚脉本身并不具备浮、大、缓的特征。再者，《金匮要略·血痹虚劳病脉证并治》："夫男子平人，脉大为劳，脉极虚亦为劳。"将虚与大对举并论，则知虚未必大。《金匮要略·血痹虚劳病脉证并治》："脉极虚芤迟。"迟乃虚之兼脉，知迟非虚脉固有之特征。所以，虚脉的主要特征就是按之无力，至于浮否、迟否、大否，都不是虚脉本身固有的要素。

（二）相类脉

虚脉的主要特征就是按之无力。与此相似的脉象尚有浮、芤、革、散、微、弱、濡，须加以鉴别。

1. 虚与浮

浮脉轻手而得，举之有余，按之不足。其不足，仅与浮取相比较而言，并非按之无力。而虚脉是按之无力。

2. 虚与芤

芤脉浮大中空有两边。其中空，按之有陡然空豁之感；虚脉虽按之无力，尚未至空豁。

3. 虚与革

革脉形如按鼓皮，浮取时浮大有力，有如鼓皮绷紧之感，但按之豁然，有出无入。虚脉浮取力不足，不似革脉之浮大有力；按之力亦减，尚未至革脉之空豁。

4. 虚与散

散脉浮大极无力，散漫无拘，脉之边际模糊，如杨花散落之飘忽轻虚，踪迹不定。虚脉虽浮无力，然脉之边际尚清，且无力之程度无散脉之甚。

5. 虚与微

微脉浮细无力，其细与无力程度，皆甚于虚脉。

6. 虚与弱

弱脉沉弱无力，不见于浮位，其细与无力程度，亦皆甚于虚脉。

7. 虚与濡

多数脉书皆以浮而柔细称作濡。笔者认为，濡脉就是软脉，非必兼浮细。其软，亦是脉力不足，但不似虚脉无力之甚。若濡果为浮而柔细，则与微脉只是细与无力的程度略有差异，临床上二者难以区分，径可视为一种脉象。

（三）脉理与主病

虚脉是非常重要的一部脉，因脉以虚实为纲，脉虚则正虚。

虚脉主正气虚。凡阴阳气血亏虚，皆可形成虚脉。阳气虚，血脉搏击无力，则脉虚。阴血虚者，不能内守而阳气浮；阴血不能充盈血脉而脉不任重按，致成虚脉。临床凡见到虚脉，肯定是正气虚衰无疑，至于究竟为阳虚、气虚，抑或阴虚、血虚，则要结合兼脉以及神、色、舌、症等综合判断。

八、实脉

（一）脉象

典型的实脉，是浮中沉皆大而长，搏指有力。但有些实脉并不很典型。或浮取时不著，而中取、沉取时大而有力；或脉大而有力并不长；或浮中沉皆有力，但不甚大。凡此，皆可称为实脉。所以，实脉的主要特征是大而有力，至于浮与长，不是主要特征。

（二）相类脉

实脉的主要特点是大而有力。与此相类的脉有沉、牢、洪。

1. 实与沉

沉脉举之不足，按之有余，内刚外柔，不似实脉之三候皆大而有力，即使沉取时较有力，亦不如实脉之大而有力。

2. 实与牢

牢脉位沉而实大弦长，浮中不见。牢脉亦可称沉实脉。

3. 实与洪

洪脉来盛去衰，似波澜涌起，虽浮大，但按之稍减，不似实脉之大而搏指有力。

4. 实与长

长脉过于本位，迢迢悠扬，如揭长竿之末梢，不似实脉之大而搏指。若长脉太过，长大而坚搏，亦即实脉。

（三）脉理与主病

1. 邪实

实脉主实证。邪气亢盛，正气奋与邪搏，鼓荡气血，故见实脉。

（1）外感：外感六淫，邪气亢盛，正与邪搏，脉可实。或六淫化火，三焦热盛，搏击气血，鼓荡血脉而脉实。治当清热泻火，或通腑逐热，或发汗祛邪，皆宗"实者泻之"之法以逐邪为务。

（2）内伤：内伤杂病中常可见实脉，这种实脉就比较复杂。若脉实、舌红苔黄，确有热象可据者，属火热亢盛之实证，当清热泻火。若脉实而舌不老红、苔不老黄，无热象可凭者，可因于痰浊、瘀血、食积等，邪气阻隔于里，气机逆乱，正气奋力与邪相搏，气血激荡而脉实。亦可见于肝气横逆，气逆则血逆，气血奔涌，鼓荡血脉而脉实。

2. 正虚

在一些特殊情况下，实脉反主虚证。如胃气衰竭，真气外泄，脉见强劲搏指，失却冲和之象，可见实脉。如《伤寒论》第 369 条："伤寒，下利日十余行，脉反实者，死。"此时实脉，并非实证，乃胃气衰败，万万不可误予攻伐。

冲气上逆而脉实。张锡纯认为"八脉以冲为纲""上隶于胃阳明经，下连肾少阴经"。当胃虚不固，或肾虚不摄时，冲气上逆，干于气血，脉可实大。张氏曰："脉弦大按之似有力，非真有力，此脾胃真气外泄，冲脉逆气上干。"治当培元佐以镇慑。

九、长脉

（一）脉象

长脉过于本位。上过于寸，下过于尺，不大不小，不疾不徐，直上直下，名之曰长。若仅上部脉长，名之曰溢，若仅下部脉长，名之曰覆。关脉位居寸尺之间，上则为寸，下则为尺，无所谓过于本位，所以关脉无长。

（二）脉理与主病

1. 常脉

脉来悠扬而长，乃气血昌盛之象。强壮高大之人脉可长。此即《内经》所云："长则气治。"

春脉可长，以春为阳气升发之时，气张而脉长。肝应于春时，其政舒启，肝之常脉可长。

平脉之长，当迢迢自若，如揭长竿之末梢，悠扬而长。《诊家正眼》曰："长而和缓，即含春生之气，而为健旺之征。"

2. 病脉

病而见长，当长而搏指有力。因于气血奔冲亢盛，鼓荡血脉而脉长。能够使气血亢盛奔冲的原因，常见于热邪蒸迫及气逆亢盛。

（1）主肝病：肝气亢逆，气血随之而涌，则脉来搏坚而长。如《素问·平人气象论》曰："病肝脉来，盈实而涌，如循长竿，曰肝病。"其症可见头晕、头痛、耳鸣、目眩、胁下胀痛，甚或动风、眩仆等。

（2）阳热亢盛：阳热盛则激荡气血，搏击于脉而脉长。

阳热的形成，可由于六气化火、五志化火，以及气血痰食蕴久化热。虽脉皆长而亢盛，但由于致病因素不同，其症有别，临床当须分辨。

（3）阴证见长脉：阴证渐见脉长，乃正气来复、阴证转阳向愈之征。如《伤寒论》第274条："太阴中风，四肢烦痛，阳微阴涩而长者，为欲愈。"长为阳脉，乃气血旺盛之脉，故知欲愈。

（4）正虚脉长：正虚者，脉当细、虚、小、涩之类，何以反长？盖正虚重者，真气外泄，脉反可见浮、大、数、长，或浮大坚搏而长，此长当按之无力。若长而坚搏弹指，乃无胃气也，是真气外泄、大虚之脉。

十、短脉

（一）脉象

短脉的特点是两头短缩，寸尺不能满部。关脉居中，无短。

（二）脉理与主病

1. 常脉

秋之常脉浮而短涩。肺与秋相应，肺之平脉亦浮而短涩。秋气敛肃，人亦应之，气血内敛，不能充分充盈鼓荡血脉，故脉见短，此乃平脉。

2. 病脉

《素问·脉要精微论》曰："短则气病。"气病不能帅血而行，充盈鼓荡于血脉，致两头短缩而为短脉。所谓气病，包括气虚与气郁两类。

（1）气虚：气虚者，既无力鼓荡血脉，又无力帅血以充盈血脉，致脉短。其短，乃因虚所致，故必短而无力。如《伤寒论》第211条："发汗后，若重发汗者，亡其阳，谵语，脉短者死，脉自和者不死。"此即阳虚而短。

（2）气郁：导致气郁，可因七情所伤，亦可因于痰饮、食积、瘀血、火郁等，邪气壅遏，阻滞气机，可致脉短。其短，乃因邪实气郁所作，必短而有力，兼有不肯宁静之感。如杨仁斋云短脉"无力为气虚，有力为壅，阳气伏郁不伸之象"。

十一、洪脉

（一）脉象

洪脉之象，浮大有力，以大为主要特征。

洪脉古称钩，后世以洪脉相称，钩脉逐渐被洪脉所取代。为什么古代将洪脉称为钩？关于钩的含义是什么？遍查各书，均无满意的解释。余意度之，洪脉盛大，来时如洪波涌起。波涛奔涌之时，浪头前屈，其状如钩，故古人将洪脉以钩相喻，亦即以洪波喻洪脉。

医家多以来盛去衰描述洪脉。来盛，指血脉搏起之时，其势如洪波涌起，满指滔滔，浮大有力。去衰，却难体会。当脉回落之时，脉势皆衰，非独洪脉。所以，去衰并非洪脉独有之特征。

（二）相类脉

洪脉，以脉大为主要特征。实、芤、革、虚、散亦皆浮大，故须加以鉴别。

1. 洪与实

实脉浮中沉皆大而有力，洪脉大而兼浮，但脉力逊于实脉，且按之力减。

2. 洪与虚

虚脉浮大无力，按之益甚，脉力远逊于洪。

3. 洪与散

散脉其形更浮大，边际模糊，状若无涯，浮游飘忽，极为无力。

4. 洪与芤

芤脉亦浮大，然按之陡然空豁，不似洪脉之有力，按之满指滔滔，无空豁之感。

5. 洪与革

革脉亦浮大，其浮大有如鼓皮之绷紧，缺乏弹性，且按之空豁，不似洪脉之浮大，搏幅亦大，按之有涌盛之感。

6. 洪与大

多数医家将洪与大视为一脉，洪即大。笔者认为，大脉只强调其脉体阔大且有力，不强调脉位之浮沉。洪应兼浮，且脉之搏幅亦大，脉虽有力，尚较柔和，不似大脉之力强，洪大应分之为妥。

（三）脉理与主病

1. 常脉

夏季与心之常脉应洪。夏季阳气旺盛，气血涌盛于外，鼓荡充盈于血脉，致脉洪。心主火，与夏相应，故心脉为洪。《素问·玉机真脏论》曰："夏脉者，心也，南方火也，万物之所以盛长，故其气来盛去衰，故曰钩。"

2. 病脉

（1）热盛：外邪入里化热，或五志化火，或痰、湿、食积、瘀血蕴而化热。热盛蒸迫气血，脉流迫疾，鼓击血脉而脉洪。症见壮热、烦渴、大汗，或出血、疮疡等。《难经·十四难》曰："脉洪大者，苦烦满。"《伤寒论》第26条："服桂枝汤，大汗出后，大烦渴不解，脉洪大者，白虎加人参汤主之。"《金匮要略·疮痈肠痈浸淫病脉证并治》说："脉洪数者，脓已成，不可下也，大黄牡丹汤主之。"

（2）气虚：饮食劳倦伤脾，脾胃气弱，正气虚衰，阴火内炽，激荡气血而脉洪。《脾胃论》卷中说："脾证始得，则气高而喘，身热而烦，其脉洪大而头痛。"此洪，乃因虚所致，故当沉取无力，治以甘温除大热法。

（3）阴虚：阴虚不能内守，阳气浮于外而脉洪。或阴竭于下，阳越于上，阳脉洪大，阴脉沉细。阴虚阳浮者，舌当光绛无苔。

（4）阴寒内盛：阳气衰微，阴寒内盛，格阳于外而脉洪。此洪也，必沉取无力，舌质淡胖。

（5）虫扰：蛔虫扰动气血，气血逆乱，脉亦可洪。《金匮要略·趺蹶手指臂肿转筋阴狐疝蛔虫病脉证治》说腹痛有虫，"其脉当沉若弦，反洪大，故有蛔虫"。

《素问·脉要精微论》曰："大则病进。"丹溪曰："大，洪之别名。"新病脉大有力为邪盛；久病脉大无力为真气外泄，皆为病势将进一步发展恶化，故曰病进。

十二、微脉

（一）脉象

微脉浮取而见，极细而无力，犹如羹上漂浮之肥油，按之欲绝，如有如无。在有些医籍中，复合脉言微时，很多不是指微脉，而是起形容词作用，有"少许的""略微的"意思，此时不作微脉看待。如《素问·平人气象论》曰："长夏胃微软曰平。"亦即略微软弱的意思。若把微看成微脉，那么既微而软，当是胃气衰而不是平脉了。

（二）相类脉

微脉浮细无力，与细、弱、濡相类，须加以鉴别。

1. 微与弱

二者都极细而无力，但脉位不同。微脉见于浮位，弱脉见于沉位。

2. 微与细

二脉虽均细，但微较细脉更细。细脉不强调脉位、脉力，只要脉体细，就是细脉。微脉虽细，但脉位必须浮，脉力必须无力，按之欲绝。

3. 微与濡

濡脉的特征，都称其浮而柔细，当然，我不赞同这种看法。因为濡即软，对脉位、脉体、至数都无特殊限定，只要脉有柔软之感，就是濡脉。若果以浮而柔细称为濡，则与微脉较难区分，顶多说微比濡更细、更无力而已，实则可径视为一脉。

（三）脉理与主病

脉的搏动，依赖阴血的充盈，阳气的鼓动。气血皆衰，脉失血之充盈而细；脉失气之鼓荡而无力；血虚下能内守，气虚不能固于其位而外越，故脉浮，于是形成浮细无力、按之欲绝之微脉。如《脉学阐微》曰："微为气血不足、阳气衰微之象。"

1. 气血衰弱

气血弱，则无力充盈鼓荡血脉而脉微。如《金匮要略·水气病脉证并治》："微则无胃气。"《金匮要略·呕吐哕下利病脉证治》："微则无气。"

2. 阳气衰微

阳气虚衰，无力鼓荡血脉，脉亦可微。症见畏寒、肢厥、萎靡、嗜卧、吐利、胀满等，少阴病篇中恒多见之。如《伤寒论》第 281 条："少阴之为病，脉微细，但欲寐也。"《伤寒论》第 286 条："少阴病，脉微，不可发汗，亡阳故也。"

3. 邪去正未复

久病脉微概作虚治。新病邪去正虚未复而脉微，为欲愈之兆。例如《伤寒论》第 287 条："少阴病脉紧，至七八日，自下利，脉暴微；手足反温，脉紧反去者，为欲解也，虽烦下利，必自愈。"《伤寒论》第 254 条："脉阳微而汗出少者，为自和也。"《金匮要略·呕吐哕下利病脉证治》："脉微弱数者为欲自止，虽发热不死。"当然，此种脉微，未必都是浮细无力之微脉，亦可指脉见和缓或缓弱无力之脉，此皆为邪去、正气未复、向愈之征。

（四）微脉主实析

《金匮要略·腹满寒疝宿食病脉证治》曰："寸口脉浮而大，按之反涩，尺中亦微而涩，故知有宿食，大承气汤主之。"脉既已见微，尚用大承气汤，似乎此微当为邪阻无疑。《脉理求真》亦曰："然有痛极脉闭，脉见沉伏，与面有热色，邪未欲解，并阴阳俱停，邪气不传，而脉俱见微者。若以微为虚象，不行攻发，何以通邪气之滞也。"

微脉主邪实，余以为不然。上述之微脉，乃沉取而见，实为沉伏之脉，或沉涩之脉，并非浮细无力之微脉。景岳云：微脉"当概作虚治。"诚有见地也。

十三、紧脉

（一）脉象

紧脉的主要特征就是左右弹指，不拘于指下一定部位，这个特点，古人喻为"转索""切绳""纫算线"。

所谓"转索"，就是指脉的搏动，犹如绳索之转动，左右弹指无定处。因绳索是数股拧在一起，状如麻花，有凹有凸。当绳索转动而前时，凹凸交替更迭，凸处或转于脉之左侧，则左侧弹指；凸处或转于脉的右侧，则右侧弹指，切之，脉左右弹指，不恒在一处搏动。好像单数脉搏击于切脉手指靠指尖一侧，双数脉搏击于切脉手指靠近手掌一侧。有左右交替弹指之感，所以古人喻为"切绳""转索""左右弹指"。至于"如纫算线"，指竹算纵横交错编织，凹凸不平，摸之凹凸交替出现，亦如转索无常。诸比喻中，以转索喻紧脉最为贴切、形象。

紧脉脉位不定，可见于浮位，亦可见于沉位；至数或迟或数。因紧为拘束之象，故脉体一般不大，或竟偏细。脉力可强可弱，因虚实不同而异。其象如切绳，故脉多长而不短细。

（二）脉理与主病

紧脉为拘急敛束之象。脉的调和畅达、正常搏动，取决于气血的和调、畅达。当气血为寒束或邪阻，不能调和畅达，则脉失阳气的温煦鼓荡，以及阴血的充盈濡养，脉即拘急敛束，而呈现紧象。若阳气、阴血下足，无力温养濡润，脉亦可拘急而紧。二者一虚一实，当以沉取有力无力加以区分。

1. 紧脉主寒

紧为诸寒收引之象。寒性凝泣收引，脉急而紧，左右弹指。寒袭于表，则肌表之经脉气血不得畅达，不通而头身痛。寒袭于里，则里之经脉气血不得畅达，经脉拘急收引而胸腹痛。

2. 紧主邪阻

气血为邪气所阻遏，脉失阳气之温煦鼓荡、阴血之充盈濡养，亦可拘急而为紧。如《伤寒论》第 355 条："病本手足厥冷，脉乍紧者，邪结在胸中……当须吐之，宜瓜蒂散。"此即邪阻气机，脉失阳气之温煦而乍紧，阳不达于四末而手足厥冷。以瓜蒂散吐邪，祛其壅塞，畅达气机，阳气敷布，脉紧自除，肢厥自愈。

（1）宿食阻遏：《金匮要略·腹满寒疝宿食病脉证治》："脉紧如转索无

常者，宿食也。"又曰："脉紧，头痛风寒，腹中有宿食不化也。"此即宿食阻隔气机，经脉失于阳气之温煦鼓荡，拘急而紧。头痛风寒者，非风寒所客，乃宿食不化，郁滞气机，阳气不升而头痛，状如风寒，而实为食积，类似伤寒。

同为食积，何以脉可滑、可紧、可涩、可伏？皆因食积阻滞程度不同所致。阻滞轻者，气血尚可通达，但有食阻，激起波澜而脉滑。若阻滞重者，则经脉失于阳气温煦、阴血濡养，则脉拘急为紧。若阻滞再重，则脉可涩、可伏，甚至可厥。

（2）阴浊闭阻：《金匮要略·腹满寒疝宿食病脉证治》云："脉紧大而迟者，必心下坚。脉大而紧者，阳中有阴，可下之。"《金匮要略·痰饮咳嗽病脉证并治》："膈间支饮，其人喘满，心下痞坚，面色黧黑，其脉沉紧。"阴浊阻滞阳气，经脉失于阳气之温煦鼓荡，故而脉紧。下其阴浊，阳气得伸，脉紧自去。

（3）热结阻滞：《伤寒论》第221条："阳明病，脉浮而紧，咽燥口苦，腹满而喘，发热汗出，不恶寒反恶热，身重。"一派阳明热结之象，脉反紧，此即热结阻隔气机，气血被缚而不肯宁静，左冲右突，形成左右弹指之紧脉。又如《伤寒论》第135条："结胸热实，脉沉而紧。"仲景明确指出热实致紧，可知紧亦主热结。

3. 紧脉主虚

（1）亡阳：阳虚阴寒内盛，经脉拘急而为紧。如《伤寒论》283条："病人脉阴阳俱紧，反汗出者，亡阳也，此属少阴。"又如《伤寒论》第67条："伤寒若吐若下后，心下逆满，气上冲胸，起则头眩。脉沉紧，发汗则动经，身为振振摇者，茯苓桂枝白术甘草汤主之。"此亦为阳虚水饮上泛而脉紧。

（2）亡血：阴血虚，不能濡养经脉，致经脉拘紧而为紧。如《伤寒论》第86条："衄家，不可发汗，汗出必额上陷，脉急紧，直视不能瞬，不得眠。"

脉紧皆言其挺劲、有力、弦强。若因邪实、寒盛者，固可挺劲、有力、弦强；若因阳虚而阴盛、正气虚衰乃至亡阳者，脉当紧而无力。故不可概云紧脉挺劲、弦强。

十四、缓脉

（一）脉象

缓脉之象，当不浮不沉，不大不小，不疾不徐，不亢不弱，往来均匀，悠悠扬扬，状如轻风吹拂柳梢，轻舒摇曳。

医家皆以"四至为缓"，余以为不尽然。缓脉重在脉象，而不重在至数。即便至数稍快或稍慢，其象轻舒和缓，即为缓脉。若从容之象已失，纵然四至，亦非缓脉。

（二）脉理与主病

1. 平脉

正气充沛，气血调和畅达，脉即舒缓，此为有胃气、有神的表现，属于常脉。《素问·平人气象论》曰："平脾脉来，和柔相离，如鸡践地，曰脾平，长夏以胃气为本。"和柔，即从容不迫也；相离，即匀净分明也。脾胃为后天之本，生化之源，脾胃气旺，气血充盛，故脉缓，此为脾之平脉。

即使病脉，中有和缓之象，为胃气尚存，虽重不惧；若无和缓之象，即胃气已亡，虽轻亦足堪虞。

2. 病脉

（1）营虚卫强：太阳中风脉浮缓，为风伤卫，卫强营弱，营卫不和。寒为阴邪，阴盛则脉拘急而为紧；风为阳邪，阳盛而脉弛纵，故脉缓。其缓也，因气血受风阳之鼓动，故缓而兼浮。

（2）脾虚湿盛：湿性濡，湿盛可令经脉弛张，故脉缓。

湿有内外之分，然皆以脾胃为重心。湿邪外受，必有内湿相合。外湿内湿虽然有别，但又密切相关，均可致脉缓。湿盛者，脉缓且软；脾虚者，脉缓而无力。以脾湿生化不足，气血皆虚，其行徐缓，鼓搏不力，故脉缓。如《诊家枢要》曰："缓以气血向衰，故脉体徐缓尔。"

（3）热盛脉缓：热盛则令经脉弛纵，致脉缓；热盛迫激血脉而脉大，故热盛者，脉可缓大。如《伤寒论》第278条："伤寒脉浮而缓，手足自温者，系在太阴……以脾家实。"脾家实，即脾经热盛。热盛脉纵，故见缓脉。景岳云："缓而滑大者多实热。"

十五、芤脉

（一）脉象

芤脉浮大，按之边实而中空，如按葱管。

所谓"边实"，是指脉的上下两边，还是指左右两边？众说不一。《脉理求真》曰："芤则如指著葱，浮取得上面之葱皮，却显得弦、大；中取减小空中；按之又著下面之葱皮而有根据。"这是明确无误地指上下两边。脉之上边，易于触知；脉之中间，搏指已然无力，有中空之感；再按之至沉，只能更加无力或无，何以沉取反能强实搏指，这是不可能的。再者，脉的下边，贴近筋骨，按之较硬，根本无法在沉按较硬的感觉中，分出哪个是脉的底边，哪个是筋骨。试以葱管置之于桌子上，轻按触知葱管上部；重按至桌，板硬之感上，难以分出葱管底部及桌面。两边，应指脉的左右两边。边实中空，是指中取时的感觉，此时上部之脉管已经按下，搏指之力顿减，现中空之感，而左右两边之脉壁抗指之力尚存，因而呈"边实中空"。

（二）相类脉

芤、虚、革皆浮而大，按之无力，须加以鉴别。

1. 芤与虚

芤、虚皆浮大无力，但虚脉之无力，甚于芤脉。中取芤脉两边实，但空豁之感甚于虚脉。

2. 芤与革

革脉为弦芤相合之脉，浮大有力，胜于芤脉，且有挺急之感，按之陡然空豁。

（三）脉理与主病

芤脉的形成，是由于亡血、失精、阴液耗伤，脉道失充而按之中空。气失依恋而外越，故脉浮大中空而为芤。如张景岳云："芤脉为孤阳亡阴之候，为失血脱血，为气无所归，为阳无所附……总属大虚之候。"

1. 亡血失精

《伤寒论》第246条："脉浮而芤，浮为阳，芤为阴。"精辟地阐明了芤脉脉理。"芤为阴",是指芤脉中空,是由于阴液耗损,如亡血失精、伤津耗液等。"浮为阳",是指芤脉之浮大,由于阴耗阳无所附而外越,于是形成芤脉的浮大之象。仲景在《金匮要略·血痹虚劳病脉证并治》中,又进一步阐明了芤脉所主的病证:"脉极虚芤迟,为清谷亡血失精。""脉芤动微紧,男子失精,女子梦交。"清谷、亡血、失精,均为阴液精血耗伤,血脉失充而中空,气失依恋而外浮,形成浮大中空的芤脉。男子失精,女子梦交,亦为阴虚阳动之征,脉乃见芤。

芤脉以亡血为多见。亡血可因热盛迫血妄行;情志所伤,气逆血逆,肝血不藏;瘀血阻塞经脉,血不循经;阳虚不摄阴血;气虚不能固摄;阴虚火旺,灼伤阴络;或外伤出血等。因出血原因不同,虽皆可见芤,但兼脉、兼症有别。

出血尚有缓急之分,量有多少之别。缓慢而少量出血,脉多呈细数、微弱之脉,少数亦可见洪大、虚大的脉象。大量急性出血,血暴脱而气暴浮,多见虚大、洪大,芤或革,少数亦有细数虚弱之脉。笔者曾多次于大失血后,即刻诊患者的脉,未诊得典型的芤脉,倒是多见数大或细数之脉。

2. 热盛津伤

《灵枢·邪客》曰:"营气者,泌其津液,注之于脉,化以为血。"热盛耗伤津液,脉道失充,阳失依附,可出现芤脉。如《温病条辨》上焦篇第8条:"太阴温病,脉浮大而芤,汗大出,微喘,甚至鼻孔扇者,白虎加人参汤主之。"《金匮要略·痉湿暍病脉证治》:"太阳中暍,发热恶寒,身重而疼痛,其脉弦细芤迟。"此为暑热伤津耗气,津气两伤,致脉芤而兼弦细迟。

3. 瘀血痈疽

(1)瘀血:《脉诀》首先提出芤主瘀血,曰"寸芤积血在胸中,关内逢芤肠里痈。"关于芤主瘀血,赞同者寥寥无几。《诊家枢要》:"右寸芤,胸中积血。"《医学入门》"芤主瘀血不通。"《濒湖脉学》亦从此说,曰:"寸芤积血在于胸。"而大多数医家对芤主瘀血持否定态度,甚至直斥为"邪讹"。李仕材就对李时珍从"伪诀"之言深感遗憾,曰'以李时珍之博洽明通,亦祖述其言为主病之歌,岂非千虑之一失乎。"

芤脉是否主积血,笔者是倾向于肯定的。临床曾诊治过多例属于瘀血型的"冠心病"患者,其寸脉出现动脉。其中约半数独左脉动,症见胸中闷痛,常于凌晨憋醒,以血府逐瘀汤加减获效。虽动脉非芤,但二者病理意义相通。芤为亡血气无所依,动为阴虚阳搏阳失所附,动可主瘀血,芤当亦可主瘀血。

血脱气浮而脉芤,易于理解。血瘀,脉当涩,何以会出现芤脉?盖一则瘀血不去,新血不生,新血不生而血虚,气失依附而浮越;再者,血瘀既久则化热,热动而气浮,故可造成芤脉。笔者虽未见到胸中积血而出现典型的芤脉,但依动脉而据理推断,芤主积血不无道理,难怪有些医家亦持肯定态度。径斥为"邪讹",恐有偏颇武断之嫌。

(2)痈疡:关芤,为中焦失血。左关脉芤为肝血不藏,右关脉芤为脾血不摄。肠胃痈疡,乃气血为热邪腐败而为痈脓,致血伤气浮而为芤。尤其痈疡破溃之后,气血大伤易见芤脉。

十六、弦脉

(一)脉象

弦脉的主要特征是指脉来端直以长,直上下行,状如弓弦。弦脉对脉位、至数没有特定要求。脉位可浮可沉,至数可快可慢。典型的弦脉,脉力当满张有力,但亦可出现弦而无力之脉。脉体可细、可不细,或大,但定要长。

(二)相类脉

弦与长,因脉皆长,故常相混。长脉主要特征是脉体长,过于本位。弦脉虽亦长,但主要特征是指脉象端直如弓弦,直上下行,且脉力强于长脉。

(三)脉理与主病

弦为阳中之阴脉,其脉为血脉拘急,欠冲和舒达之象,故弦为阳中伏阴之脉。

经脉之柔和调达,赖阳气之温煦、阴血之濡养。当阳气或阴血不足时，脉失温煦濡养而拘急，则为弦。或因气机不畅，邪气阻隔，气血不得畅达，亦可使脉失阳气之温煦，阴血之濡养，拘急而弦。故仲景称"弦则为减"。《诊家枢要》曰："弦为血气收敛，为阳中伏阴，或经络间为寒所入。"

弦脉因其脉力强弱不同，分为常脉、病脉、真脏脉三种。

1. 常脉

春脉弦。肝应春，故肝之常脉亦弦。

春令，阴寒乍退，阳气升发之时。此时，阳气始萌而未盛，温煦之力未充，《内经》称之为"其气来软弱"，故脉尚有拘急之感而为弦。肝为阴尽阳生之脏，与春相应，阳始生而未盛，故脉亦弦。

常脉之弦，当弦长和缓，正如《素问·玉机真脏论》所云："春脉者，肝也，东方木也，万物之所以始生也，故其气来软弱，轻虚而滑，端直以长。"《素问·平人气象论》曰："平肝脉来，软弱招招，如揭长竿末梢，曰肝平。"揭乃高举之意。手举长竿之末梢，修长且悠扬，喻弦脉之状，甚为妥切。

2. 病脉

弦有太过与不及。

（1）太过：弦脉太过之象，在《素问·平人气象论》中说得很清楚，曰："病肝脉来，盈实而滑，如循长竿，曰肝病。"盈实而滑，乃有坚意。状如循长竿，为弦长坚挺，已乏柔和之象。

何以脉弦太过？不外气逆、邪阻及本虚标实三者。

气逆：因情志怫逆，气机逆乱，或气机亢逆，或气机郁结，脉皆可弦。气逆者，气升血升，气血搏击于血脉，致脉弦长而强劲搏指。气机郁结者，气血不能畅达敷布，脉失气血之温煦濡养，故拘急而弦。

邪阻：邪气阻遏，气机不畅，气血不得宣发敷布，脉失气血之温煦濡养，故拘急而弦。阻遏气机的邪气很广，除七情之外，尚有六淫及痰饮、瘀血、食积等。

邪客少阳：少阳主枢，乃阴阳出入之枢。少阳为邪所客，枢机不利，阴阳出入乖戾，气血运行失常，脉失气血之温煦濡养，致拘急而弦。疟属少阳，故疟脉自弦。痉乃筋之病，因邪客而气机乖戾，筋失柔而拘急为痉；

脉失柔而拘急为弦。故"痉脉按之紧如弦，直上下行"。

肝为厥阴，为刚脏，为阴尽阳生之脏。邪客于肝，阳气之升发失常，阳不胜阴，温煦不及，致脉拘急而弦。

弦主痰饮：痰饮为阴邪。痰饮的产生，缘于阳气不振，温煦不及，故脉弦。且痰饮既已形成，复又阻隔气机使气血不得畅达，脉失温煦濡养故而脉弦。此即仲景所说："脉偏弦者，饮也。"

弦主寒、主痛：寒盛则阳损，脉失温煦而脉弦。痛乃因经脉不通而作，既已不通，经脉拘急必矣，此于脉为弦，于症为痛，机制一也。

弦主癥瘕：癥瘕乃气血痰搏聚而成。癥瘕阻滞气血，则脉失温煦濡养而为弦。至于宿食致弦，其理亦如癥瘕，皆缘气机阻滞使然。

本虚标实：肝为刚脏，赖脾胃生化水谷精微的濡养，肾水之滋涵，肾阳之温煦，肝木方能升发条达，脉乃弦而舒缓悠扬。若脾胃虚弱，化生不足，肝失濡养，或肾水不足而失于滋涵，肾阳不足失于温煦，则肝失冲和舒启而亢逆，脉皆可弦。此弦，可弦劲搏指，但不可以弦而有力误认为实证，妄予开破降泄。此乃胃气不足、弦多胃少、本虚标实之证。故仲景明确指出"弦则为减"，减即不足之意。治当培土或益肾，以使肝木条达。

（2）不及：弦而无力为不及，乃正虚所致。所谓正虚，当包括肝气虚、肝阳虚、肝血虚。阳气、阴气不足，脉失温煦濡养而弦。肝气虚者，弦而无力，或弦而不任重按，伴头昏气短、胸胁胀痛、脘满不食、倦怠无力等症。肝阳虚者，脉亦弦而无力，伴畏寒肢冷等寒象。肝血虚者，因血虚常伴气虚，故脉多弦细无力，症见头昏目眩、心悸气短、瘛疭转筋、面色无华等。肝阴虚者，脉多弦急细数，或弦劲搏指，少有弦细无力者。

3. 真脏脉

《素问·玉机真脏论》曰："真肝脉至，中外急，如循刀刃，责责然，如按琴瑟弦。"脉弦劲不柔，失冲和之象，乃胃气已败。同一正虚脉弦，有的可本虚标实，出现弦劲搏指，太过之脉；有的出现弦而无力，本虚标亦虚；有的可出现弦劲不柔，如循刀刃，何以然也？盖因禀赋不同，正气强弱之殊使然。正虚不甚，尚可动员全身之气血，奋力搏击而现本虚标实之脉。若正虚已甚，拼争之力亦弱，则正虚标亦虚。若正气衰败，胃气已绝，脉可弦劲不柔，如循刀刃，乃真气外泄之象，为肝之真脏脉。

十七、革脉

（一）脉象

革脉乃弦芤相合之脉，中空外急，浮取弦大有力，如按鼓皮，沉取则豁然中空。《金匮要略·血痹虚劳病脉证并治》曰："脉弦而大，弦则为减，大则为芤，减则为寒，芤则为虚，寒虚相搏，此名为革。"后世皆宗仲景之说。

（二）脉理与主病

革脉何以中空？阴血不足，血脉失充，脉中无物故而按之空。革脉何以外急？乃血虚不能内守，阳气奔越于外，搏击血脉，脉乃浮大而绷急。气越的原因，包括血虚、气虚、阳虚、阴虚四类。

血虚，气无所倚而浮越，搏击于外而为革。气虚，不能固于其位，浮越于外而为革。阳虚，阴寒内盛，格阳于外，搏击血脉而为革。阴虚不能内守，阳浮于外，脉亦为革。这四类原因，其实仲景都早已阐明。

《金匮要略·惊悸吐衄下血胸满瘀血病脉证治》曰："寒虚相搏，此名为革，妇人则半产漏下，男子则亡血。"虚寒，即指阳虚而生寒；亡血，即阴血亡矣，皆可致革。如《诊家枢要》曰："革，气血虚寒。"《脉确》曰："主阴虚失血。"

十八、牢脉

（一）脉象

牢脉居于沉位，弦长实大，坚挺搏指。《医家必读》曰：牢"兼弦长实大，四象合为一脉也，但于沉候取也"。

（二）脉理与主病

牢脉位沉，弦长实大，乃正强邪盛，正邪奋力交争，激扬气血，鼓搏血脉使然。

诸医家论牢脉，皆云主阴寒坚积。《诊家正眼》曰："以其在沉分也，故悉属阴寒；以其形弦实也，故咸为坚积。"阴寒坚积内盛，则收引凝泣，阻碍气机，气血不得外达，故脉沉；阴寒坚积内盛，正邪交争，搏击血脉，致脉弦长实大而搏指。

阴寒内盛，固可脉牢，若因其脉沉，属于阴位，即云悉属阴寒，则火郁之脉可沉；伏脉位较牢更沉，亦可主火郁，何不以其脉位沉、伏而悉主阴寒，反主火热？可见以脉位来解释，是难以圆通的；以牢脉唯主阴寒坚积，也是片面的。

牢脉不仅主阴寒坚积，亦主气塞、积热、顽痰、食积、瘀血等。因这些邪气，皆可滞塞气机，使气血不得外达而脉沉，正气与邪相搏而见弦长实大有余之象。临床也确有一些见牢脉的患者，并非皆属虚寒之证。《四诊抉微》就提出了与诸家不同的看法，曰："牢为气结，为痈疽，为劳伤痿极，为痰实气促。牢而数为积热，牢而迟为痼冷。"这是很有胆识的见解，不是人云亦云。

若牢而过于坚搏，毫无和缓之象，乃胃气已绝。如肾之真脏脉，即按之如弹石，辟辟然，即属但石无胃之真脏脉。

十九、濡脉

（一）脉象

濡即软。《素问·平人气象论》："平肝脉来，软弱招招。"软脉，即是濡脉。

软脉的特点，就是脉来柔软，仿佛水中之棉。所谓软脉，就是脉力逊于平脉，但又强于弱脉。对脉位的浮沉、至数的疾徐、脉体的长短阔窄，都无特定的要求。

《脉经》曰："软一作濡。一曰细小而软。"其形"极软而浮细"。后世脉学皆以《脉经》为准，将浮细无力之脉称为濡。

可是，微脉脉象也是浮细无力，《脉经》称之"极细而软"，《类证活人书》亦曰："极细而软。"《察病指南》曰："极细而浮软。"关于微脉的这些描述，与濡脉是一样的，只是加上了"若有若无"，或"按之欲绝"的描述。濡脉已然如水中之浮棉了，与微脉之"若有若无""按之欲绝"是很相似的。只是在字面上还可勉为区分，到临床上就很难区别了，二者径可视为一脉。所以，濡脉就是脉体柔软。为了与浮而柔细之濡相区分，这

平脉辨证脉学心得（第二版）

种脉体柔软的脉，可称为软脉或柔脉。

（二）脉理与主病

此处所说的脉理与主病，是指软脉，而不是通常所指的浮而柔细的濡脉。

软脉的形成，是由于气血鼓荡力弱而脉软。何以鼓荡力弱？可因于气血虚、脾虚、阳虚、湿盛所致。

1. 气血虚

脉赖气血之充盈鼓荡。气血不足，鼓荡之力弱，则脉力减，故按之软。

2. 脾虚

脾为生化之源，脾虚则气血亏，鼓荡之力弱，故脉软。

3. 阳虚

阳主动，温煦推动血脉。阳虚鼓荡力弱，故脉软。阳虚者，常伴畏寒肢冷等寒象。

4. 湿盛

湿为阴邪，其性濡。湿盛者，大筋软短，血脉亦软，按之软。再者，湿阻气机，气机不畅，气血不能鼓荡血脉，亦是湿盛致脉软的一个因素。痰、饮、水等与湿同类，皆可致脉软。

软脉与濡脉主病有异，濡可主阴虚，但软脉一般不主阴虚。

二十、弱脉

（一）脉象

弱脉居于沉位，按之细而无力。

（二）脉理与主病

弱脉是由于阳气、阴血的虚衰，气血无力敷布于外而脉沉；充盈鼓荡无力而脉细无力。弱脉主阳虚、气虚、血虚是肯定的，弱脉是否主阴虚？这里所说的阴虚，是指狭义的阴虚，是指伴有骨蒸潮热、盗汗、五心烦热、颧红、舌绛红少苔的阴虚。一般来说，阴虚内热者，脉当浮而细数，不当见弱脉。

二十一、散脉

（一）脉象

散脉举之浮大，涣散不收，按之则无，漫无根蒂。其状如杨絮之飘落，轻虚飘忽，踪迹散漫。

（二）脉理与主病

1. 常脉

《内经》云："心脉浮大而散，肺脉短涩而散。"此散乃常脉，当为脉来舒缓不拘之意，为有胃气、有神的表现，与病脉之散不同。若果为散漫无根的散脉，则为死脉，起码也是危重的病脉，根本不是常脉。

临产之际，百脉开，血大下，气浮而散，此为离经之脉，属生理现象，见散勿讶。

2. 病脉

散脉的形成，是由于气血耗散，浮散于外，故涣散不敛，浮而无根，正气虚极，故极无力，按之则无，漫无根蒂，形成散脉。

散脉当分新病和久病。久病，正气渐被耗竭，致真气极虚浮游于外，已属临终状态，势难挽回。故《医宗金鉴》云："散为虚剧。"《脉如》曰："散为元气离散之象。"一般认为久病脉散为死脉。

若新病，津气为暑热耗散而见散脉，或急剧吐泻、大汗、失血，气骤失依附而浮越，出现散脉，尚可救疗，当急收敛浮散之元气。如暑温之津气欲脱，喘而脉散者，予生脉散救之。

二十二、细脉

（一）脉象

细脉的主要特征就是脉体细。至于脉位、脉率、脉力，均无特异限定。

（二）脉理与主病

细脉的形成，是由于气血不能充盈鼓搏血脉，致脉细。

血脉不能充盈鼓搏血脉，一是因气血虚衰，无力充盈鼓搏；二是因气机郁滞，气血不能充盈鼓搏于脉。二者皆可致细，然虚实不同，以细而有力、无力别之。

因虚而致细者，包括阴、阳、气、血的虚衰，当细而无力。

因实而致细者，包括七情所伤、六淫所客、气血痰食壅塞，皆可阻滞气机，束缚气血，而致脉细。邪阻气滞而细者，有沉按愈觉有力之感。

二十三、伏脉

（一）脉象

伏脉位极深，须重按至骨方能觅得。《脉经》云："极重指按之，著骨乃得。"后世论伏脉，皆宗《脉经》之说。伏脉除脉位的特点之外，对脉体、脉率、脉力等无特异限定。

（二）脉理与主病

伏脉有虚实两类：

1. 正虚

由于阳气虚衰，无力推荡气血外达以搏击血脉，致脉伏。此伏，当细而无力，伴肢厥、蜷卧、腰脐冷痛等，此属虚寒证。

2. 邪实

（1）寒盛则气血凝泣，气机闭郁，气血不得外达以鼓击血脉而脉伏。其伏，当兼弦紧拘急之象，症见恶寒、肢冷、身痛等。

（2）火热郁伏：火热亢极，气机闭塞，气血不得外达，致脉伏。此乃火极似水，反兼胜己之化。此伏，当兼奔冲不宁躁急之象，症见肢厥等，此热深厥亦深。《冷庐医话》云："如极微之脉，久久寻而得之于指，至骨愈坚牢者，不可认为虚寒，阳匿于下，亢之极点。"

3. 战汗

先战而后汗者为战汗。战汗欲作，先凛凛寒战，唇甲青紫，肢冷脉伏，继而身热汗出。战汗，可因邪气阻遏，正邪交争而作。《伤寒论》第94条："太阳病未解，脉阴阳俱停，必先振栗汗出而解。"此即邪郁，正邪交争，战汗而解。"阴阳俱停"实乃脉伏或厥。脉之伏，因邪气闭郁太甚致气血滞遏不达而为伏。《伤寒论》第101条、149条柴胡证误下，其证未罢，"复与柴胡汤，必蒸蒸而振，却复发热汗出而解"，此为战汗之轻者。《温疫论》云："时疫解以战汗。"亦为邪气壅闭而脉伏。溃其伏邪，表里气通，战汗乃解，此类战汗属邪实者。亦有因正虚无力祛邪，正邪相持，待正气来复奋与邪争而战汗者。此种战汗，亦可先是寒战脉伏，其伏必有不足之象。

除正虚、寒盛、热极、战汗可致脉伏外，其他邪气闭阻，亦可致脉伏，如食积、痰饮、瘀血、糟粕以及剧痛等。《脉理求真》曰："伏为阻隔闭塞之候，或火闭而伏，寒闭而伏，气闭而伏。"

二十四、动脉

（一）脉象

动脉之形，独一部脉凸起如豆，无头无尾，滑数躁动。脉位可在关，亦可在寸或尺。《伤寒论》辨脉法："若数见于关上，上下无头尾，如豆大，厥厥动摇，名曰动也。"

（二）脉理与主病

《伤寒论·辨脉法》："阴阳相搏名曰动。"阴阳相搏有二，一是阴虚阳搏，一是阳亢搏阴，二者一虚一实。

阴虚阳搏：由于阴虚不能制阳，阳动而搏击于脉，故脉凸起如豆，厥厥动摇。《内经》曰："阴虚阳搏谓之崩。"导致血崩或其他部位出血。仲景曰："阳动则发热。"此热乃阴虚内热。

阳亢搏阴：阳热亢盛，搏于阴分，激荡气血外涌而脉动。仲景曰："阳动则汗出。"此乃热盛，迫津外泄而为汗。

惊则脉动：因惊恐者，惊则气乱，气血妄动，搏击血脉，脉亦动。

瘀血痰饮致动：临证确有一些冠心病，而属中医瘀血型者，出现寸动，尤多见于左寸。此动，当因瘀血所致。瘀血何以致动？因瘀血阻滞于血脉，气血流经之时，与瘀血搏击而为动。犹河中之石，水流经之时，激起波澜。临床亦见痰浊壅肺之哮喘患者寸脉动者，此动当因痰饮所致，理同于瘀血致动。

动而按之无力为虚，乃阳气浮越、根本动摇之象。动而按之有力者为实，为阳热亢盛或瘀血痰浊阻滞。

二十五、促脉

（一）脉象

促脉数中时一止。

（二）脉理与主病

脉何以数中时一止？无非两类原因：

1. 气血虚衰

气血虚衰，无力相继，致脉数中时一止。其数，乃因虚而数，且愈数愈虚，愈虚愈数。此促，必按之无力，如《伤寒论》第 349 条："伤寒脉促，手足厥逆可灸之。"既已手足厥逆，且以灸法回阳，其证属阳衰可知，其促也亦必因虚而促。

2. 邪气阻遏

邪气阻遏，气血不得畅达，气血为邪气羁绊而时一止，故脉促。《频湖脉学》曰："一有留滞，脉必见止也。"真乃一语破的。尝见心律不齐而脉见止者，动辄使用炙甘草汤、生脉散，竟逾百剂而罔效，盖只知因虚可促，而不知邪阻亦可促也。

阻遏气血而致促的邪气，不仅包括气、血、痰、食，亦包括火热之邪。如《伤寒论》第 34 条之葛根黄芩黄连汤证，其脉促，乃热遏所致。因邪实而促者，当按之有力。《诊家正眼》曰："促脉之故，得于脏气乖违者，十之六七；得于真元衰惫者，十之二三。或因气滞，或因血凝，或因痰停，或因食壅，或外因六气，或内因七情，皆能阻遏其运行之机，故虽当往来急数之时，忽见一止耳。"

二十六、结脉

（一）脉象

结脉缓中时一止。《伤寒论》第 178 条曰："脉按之来缓，时一止复来者，名曰结。"

（二）脉理与主病

结脉之止，亦分两类：

1. 气血虚弱

气血虚衰，无力相继而脉见止。其缓也，因气血虚，运行缓慢而脉缓。缓中时一止，结脉乃成。此结当无力，属虚。

2. 邪气阻遏

邪气阻遏，气血运行滞涩，不能相继而时一止。其缓也，因邪阻气血运行不畅而脉缓。此结当有力，属实。阻遏之邪，当包括气、血、痰、饮、食五者，亦可见于热盛者。

促与结，虽有缓数之异，然皆有歇止。造成歇止的原因，有虚实两类，机制是相同的。当全面分析，不可囿于促为阳、结为阴，而以偏概全。

二十七、代脉

（一）脉象

代脉脉象，皆云动而中止，止有定数。对此，笔者不敢苟同。

代脉，除孕及暴病外，皆认为代为脏气衰败，主死脉。可是临床见许多止有定数的脉，即使是二联律、三联律，亦未必死，而且很多都可经治疗而消除。根据这一临床事实，必然出现两个问题：一是假如代脉为止有定数的脉，这个前提是正确的，那么，称代为死脉就不正确，因止有定数的脉象并非死脉。二是假如代为死脉这个前提是正确的，那么代脉的特征就不是动而中止，止有定数。我认为后者正确，代脉确属脏气衰败的死脉，但其脉象的特征却非止有定数。

何谓代脉？代，乃更代之义，是指不同的脉象相互代替、更换，交错出现。其脉象为乍疏乍数，乍强乍弱，乍动乍止。《灵枢·根结》曰："五十动而不一代者，以为常也，以知五脏之期。予之短期者，乍数乍疏也。"《伤寒论》第178条："脉来动而中止，不能自还，因而复动者，名曰代，阴也。"这说明代脉不仅有更替，还有歇止。

假设原为脾之缓脉，在缓脉的脉律中，出现歇止，止后，"不能自还"，不能继续恢复原来的缓脉脉律。因脾气已衰，无力自还，必须由他脏之脉代之而动，出现"更来小数"的脉象。之后才又转换为缓脉脉律，这就是"因而复动"。亦即缓脉歇止之后，不能自还，由"更来小数"的脉来带动，才继续恢复缓脉的脉律。由缓至停，由停至小数，由小数至缓，这就出现了 3 种脉象的更替，此即代也。

《脉诀条辨》曰："若脉平匀，而忽强忽弱者，乃形体之代。"又曰："脉无定候，更变不常，均为之代。"景岳云："凡见忽大忽小，乍迟乍数，倏而变更不常者，均为之代。"自王叔和云，代脉来数中止，不能自还，脉代者死，之后以自相传，遂失代之真义。景岳所云极为正确。为了说明问题，借助一点西医知识。假如因功能性的心律失常，出现乍强乍弱、乍疏乍数的脉象，并非死脉。若在器质病变的基础上，出现乍疏乍数、乍强乍弱、乍大乍小的代脉，就要引起足够重视。这就说明为什么有些病见代不是死脉，有些病见代却是死脉。

通过上述分析，可得出如下结论：以止有定数来界定代脉的特征，是不确切的。代脉，当为脉无定候，更变不常，出现歇止、疏数、强弱、大小交替出现的脉象，此即为代脉。

（二）脉理与主病

代脉可分为生理之代、病理之代与正气衰败之死代三种。

1. 生理之代

《素问·宣明五气》曰："五脏应时……脾脉代。"谓脏气随时而更，脉亦随时而更代。春弦、夏钩、秋毛、冬石，此四时之代也。《灵枢·根结》曰："五十动而不一代者，以为常也，以知五脏之期。"此至数之更代。因四季阴阳升降不同，主气不同，人与天应，故脉应时而更代，出现春弦、夏钩、秋毛、冬石的四时之代。

孕脉三月而代，此因胎儿发育，气血相对出现不足，故而脉代。当生化之力增强，代脉自除。

2. 病理之代

病理之代，一般指暴病而言，气血乍损，一时不能相继而出现代脉。

此代非脏气衰败之死代。滑伯仁曰："有病而气血乍损，只为病脉。"如霍乱吐泻而脉代，《四言举要》云："霍乱之候，脉代勿讶。"

3. 脏衰死代

脏气衰败的死代，多见于久病之人、元气衰败者。《素问·平人气象论》曰："但代无胃，曰死。"此为死代。《濒湖脉学》曰："五十不止身无病，数内有止皆知定。 四十一止一脏绝，四年之后多亡命……两动一止三四日。"这不仅是以至数歇止定代脉，而且是以动止之数来判定死期，失之胶柱。《脉决汇辨》曰："夫人岂有一脏既绝，尚活四年！"诚然。以脉代而判其生死之期，当结合气色形症，综合分析，不能仅据动止之数，此当活看。

濒湖脉学解索

目　录

平脉辨证脉学心得（第二版）

序

脉学博奥，著述甚多，难以纵览，掌握非易。李氏《濒湖脉学》以七言形式纂为歌诀，简明扼要，朗朗上口，易于背诵。初学者以为入门读物，业医者亦为必备之书，几人手一册，久传不衰。然限于体裁，言简意赅，理难详述，证难尽括，虽熟背如流，意难了然，故须解释，以明其意；兼之歌诀中不无可商榷处，亦当求索，以伸其义，故名曰《濒湖脉学解索》。

是书包括《濒湖脉学》及《四言举要》，以人民卫生出版社1956年版为蓝本。首录原文，以保原貌；次对诗文逐句解释。重在脉象、脉理与主病三项。因原文句意有隐显之别，故解索之文亦繁简不一，不求格式之律齐。倘同一问题原书重复出现，为免冗赘，不能屡予阐释，或申之于前，或述之于后，故全书当前后互参，以免有抵牾之嫌。

是书不苟因循，务在坦抒己意，限于水平，疏谬难免，敬恳同仁指正，不胜感激之至。

田淑霄　李士懋
癸酉年仲夏书于相濡斋

《濒湖脉学》原序

李时珍曰：宋有俗子，杜撰《脉诀》，鄙陋纰缪，医学习诵，以为权舆，逮臻颁白，脉理竟昧。戴同父常刊其误，先考月池翁著《四诊发明》八卷，皆精诣奥室，浅学未能窥造。珍因撮粹撷华，僭撰此书，以便习读，为脉指南。世之医病两家，咸以脉为首务，不知脉乃四诊之末，谓之巧者尔，上士欲会其全，非备四诊不可。

明嘉靖甲子上元日谨书于濒湖舆所。

一、浮脉

【原文】

浮（阳）

浮脉，举之有余，按之不足。（《脉经》）如微风吹鸟背上毛，厌厌聂聂，（轻汛貌）如循榆荚。（《素问》）如水漂木。（崔氏）如捻葱叶。（黎氏）

浮脉法天，有轻清在上之象，在卦为乾，在时为秋，在人为肺，又谓之毛。太过则中坚旁虚，如循鸡羽，病在外也。不及则气来毛微，病在中也。

《脉诀》言：寻之如太过，乃浮兼洪紧之象，非浮脉也。

［体状诗］

浮脉唯从肉上行，如循榆荚似毛轻。三秋得令知无恙，久病逢之却可惊。

［相类诗］

浮如木在水中浮，浮大中空乃是芤。拍拍而浮是洪脉，来时虽盛去悠悠。浮脉轻平似捻葱，虚来迟大豁然空。浮而柔细方为濡，散似杨花无定踪。

浮而有力为洪，浮而迟大为虚，虚甚为散，浮而无力为芤，浮而柔细为濡。

[主病诗]

浮脉为阳表病居，迟风数热紧寒拘，浮而有力多风热，无力而浮是血虚。

寸浮头痛眩生风，或有风痰聚在胸。关上土衰兼木旺，尺中溲便不流通。

浮脉主表，有力表实，无力表虚，浮迟中风，浮数风热，浮紧风寒，浮缓风湿，浮虚伤暑，浮芤失血，浮洪虚热，浮散劳极。

【解索】

[体状诗]

（一）浮脉唯从肉上行

肉之上，皮也，浮脉表浅，位居人体之皮部。

（二）如循榆荚似毛轻

此言诊浮脉，指力须轻，如飘落之榆钱那样轻舒，如抚摸羽毛那样柔缓。

仔细玩味，浮有两层含义，须加分别。一层含义是指部位概念，凡轻手而得诸脉，不论大小迟数，皆为浮，如虚脉、微脉、革脉等。例《伤寒论》"太阳之为病，脉浮"，不论太阳伤寒之脉浮紧，或是太阳中风之脉浮缓，凡属太阳病，脉皆当浮。此浮也，就是个部位概念。另一层含义是指具有严格界定的独立脉象。为了二者加以区分，前者可称为"脉浮"，后者可称为"浮脉"。

浮脉，必须具备以下几个条件：

第一，脉位。轻取而得，位在肌表。轻取即可触得脉的主体、全貌。若轻取虽可触及脉的搏动，但沉按之，脉较轻取时或大、或细、或有力、或虚弱、或弦紧拘急、或动数不宁等，皆非浮脉。因浮取之象，并非脉之主体、全貌，反映不了疾病的本质，所以不得称为浮脉。

第二，脉体。浮脉虽轻取可得，但其脉体当不大不小，不长不短。过大则属洪、芤、革、虚、散之类；过细则属微、细、濡之类。

第三，脉力。举之有余，按之不足。所谓按之不足，是指当中取、沉取时，与浮取相较，略显不足而已。若按之较轻取时还有力，则为实脉、牢脉之类；按之较轻取过于无力，则属虚脉、芤脉之类，皆非浮脉。

第四，脉幅。脉起落之幅度不大、不小。过大为洪、实类脉，过小为涩、濡类脉。

（三）三秋得令知无恙

三秋，乃指初秋、中秋、晚秋，合称三秋。秋季，阳气由夏之隆盛而初敛，人亦应之。脉虽浮，已由夏之浮大转见短涩之象，故秋现浮脉为平脉，当知无恙。

（四）久病逢之却可惊

新病脉浮，是正气拒邪而不得深入，正与邪相争于肌表，气血鼓搏于外而脉浮。久病之人，固然正虚居多，但亦有实证，虚实相兼或本虚标实之不同。若确为正气虚衰者，脉本不当浮，若反见脉浮，乃真气浮越于外。所谓久病正气衰，当包括阴阳、气、血的虚衰。阴虚不能敛阳，阳浮于外而脉浮；血虚不能内守，气越于外而脉浮；阳虚者，阴寒内盛，格阳于外而脉浮；气虚者，不能固于其位，荡越于外而脉亦浮。

久病脉浮，可有渐浮、暴浮两种。渐浮者，见于正气渐耗，真气逐渐浮而脉浮；暴浮者，可见于正气衰极，真气骤然脱越于外，阴阳离决而脉暴浮，多属回光返照之象。

是否久病脉浮皆可惊？余以为不尽然。首先要察正气虚实，若虽为久病，但正气尚盛，脉虽浮亦不足虑。若久病正虚而脉浮，亦要区分脉浮之因、脉浮之缓骤、脉浮起之脉象以及脉浮后的病情变化、伴随的症状等，不可概言"久病脉浮皆可惊"。

久病阴虚之人，阴不敛阳，脉常可浮。此阴虚证应见之脉象，不足惊吓。

久病阳虚之人，因阳气虚衰，无力鼓荡血脉，脉本不当浮。若阳气渐复而脉渐浮者，此为向愈之征。如《伤寒论》第278条曰："伤寒脉浮而缓，手足自温者，系在太阴……至七八日，虽暴烦，下利日十余行，必自止。"此脉浮、手足温、烦，是阳复之征，虽仍下利日十余行，不足虑，必自止。《伤寒论》第290条曰："少阴中风，脉阳微阴浮者，为欲愈。"少阴寒证乃肾阳衰，今阴脉浮为阳复之象，故欲愈。《伤寒论》第327条曰："厥阴中风，脉微浮为欲愈，不浮为未愈。"厥阴证脉浮，为阴尽阳生之征，故欲愈。

那么，久病脉浮，什么情况下当惊、什么情况下又不必惊呢？区别标志有三：

第一，脉是渐浮还是暴浮。渐浮且证情亦好转者，为吉、为顺。若脉虽渐浮，而证情持续加重，是病情继续恶化的标志，正虚不能敛藏之脉浮。脉暴出者为凶，为逆，乃阴阳离决之兆，如《伤寒论》第315条曰："服汤，脉暴出者死，微续者生。"

第二，浮中有无和缓之象。若浮而和缓者，为胃气复。若浮而散大，或浮大而搏指，无柔和之象者，为真气脱越。

第三，伴随的证情好转还是恶化。若脉浮起的同时，证情亦随之好转，肯定是好转的佳兆；若脉虽浮而证情恶化，为真气外越，确属可惊。

[相类诗]

（一）浮如木在水中浮

此言浮脉之状，犹水中漂浮之木，喻浮脉位浅居肤。水中之木，轻按柔中较有力，重按入水中则力减，如浮脉举之有余，按之不足。

（二）浮大中空乃是芤

芤脉亦轻取可得，但浮而兼大，且按之脉中空。

（三）拍拍而来是洪脉，来时虽盛去悠悠

洪脉亦居浮位，然浮而兼大，且来势如波澜涌起之盛大，去则如波澜之跌落，其势悠缓。

（四）浮脉轻平似捻葱

此句喻浮脉之状，如捻葱叶，轻捻尚柔韧有力，重按其力则逊。

（五）虚来迟大豁然空

虚脉亦居浮位，迟大且按之无力，有空豁之感。

（六）浮而柔细方为濡

濡脉浮取可见，且细而柔软。

（七）散似杨花无定踪

散脉乃真气散越于外，其脉浮且散大，脉之边际显得模糊不清，极软而无力，犹如杨絮飘落之轻浮悠忽状。

［主病诗］

（一）浮脉为阳表病居

浮脉位居肌表，轻取而得，其位为阳，故属阳。

浮脉主表病。邪袭肌表，正气出与邪争，故脉浮。浮脉主表，表证脉浮，几乎为亘古不易之说，医皆从之，余亦从之。然临证既久，悉心体察，发现表证初起，脉竟多不浮，反以沉者为多见。固然，正虚外感者，脉可不浮；然素体健壮者，外感初起脉亦多不浮。

何以表证脉多不浮？盖因邪郁使然。所谓表证，无非因六淫之中阴邪袭于肌表，或温热之邪袭肺所致。

阴邪袭于肌表者，以阴邪其性凝泣收引，腠理闭郁，气血不能外达，故脉不仅不浮，反而见沉。《四诊抉微》曰："伤寒初感，脉必先见沉紧，理势然也。"又云："岂有寒闭腠理，营卫两郁，脉有不见沉者乎。"

新感温病初起，邪袭肺卫，脉本当浮。以温热之邪属阳，主动，又外袭卫分，故当脉浮。但验之临床，发现温病初起，脉亦竟多不浮，反以沉脉为多见。因温病的本质就属郁热，即使新感温病初起，邪在肺卫阶段，亦属郁热。

为什么说新感温病初起就属郁热呢？因温邪袭入途径不同，所犯部位不同。叶天士明确指出："温邪上受，首先犯肺。"吴鞠通亦持此观点。肺既为温邪所伤，则肺气怫郁，不得宣发肃降。卫阳不宣，外失卫阳之温煦而恶寒，温邪郁于肺而为热。正如杨栗山所说："在温病，邪热内攻，凡是表证，皆里热郁结，浮越于外也。虽有表证，实无表邪。"

肺主气，肺气既为温邪所伤而怫郁，则气机郁遏，气血不得外达以鼓荡充盈血脉，故脉不仅不浮，反而见沉。

由是观之，外感初起，无论阴邪外袭，还是温邪犯肺，脉沉乃理势然也，此恰与临证相吻合。

当然，并非表证皆不见浮脉。当外邪化热，郁极而伸，推荡气血外达时，脉方见浮。若热势进一步亢盛，则气血外涌，脉不仅见浮，且呈洪数之象，此时已由太阳传入阳明，或由卫分传入气分了。

俗以脉浮为诊断表证的主要依据，那么，通过上面的论述应明确，表证初起脉多沉，不可以脉不浮而否认表证的存在。判断表证存在与否的主要标志是恶风寒。当然，热郁、阳虚皆可恶寒，故与表证之恶寒须区别。表证之恶寒，具备下列特点：第一，发病初起，即有恶风寒；第二，恶寒与发热并见；第三，表证不解，则恶寒持续不断；第四，发热恶寒的同时，伴有鼻塞流涕、头身痛等表证。有符合上述特征的恶风寒，就有表证，无符合此特征的恶风寒，即无表证。所以，表证的有无，不以脉之浮沉为据。

（二）迟风数热紧寒拘

"迟风"，意即浮迟脉主风，主什么风？风分内风、外风两大类。外风客于肌表，脉当浮缓，今脉浮而迟，若兼有恶寒、头身痛之表证，可诊为风寒表证；若无此表证，则浮而迟所主者当为内风。因里虚气浮而脉浮，阳气虚衰而脉迟。里虚而虚风内生，出现眩晕、昏瞀、喎僻不遂等症，即东垣所称之正气自虚而生风。

"数热"，指浮而兼数之脉，新病脉浮数，当主风热，因风热鼓荡气血，涌盛于外，脉可浮数。若热盛无风邪，里热外淫，脉亦可浮数。若久病脉见浮数，当察其沉取有力无力。按之无力者为虚，此浮数乃真气浮越；按之有力者为实，为里热外淫肌表所致。

"紧寒拘"，亦即脉浮而紧，为寒。脉紧的形成，是由寒邪收引、经脉拘急所致。

（三）浮而有力多风热

所谓有力，亦是与虚脉相对而言，浮中自有和缓之象，较为有力而已。若过于有力，已非浮脉，而为革脉、实脉之类。

"风热"二字可合看，亦可分看。合看，则为风热合邪伤人，如风温袭肺的卫分证。若分看，则风伤人，脉可浮；热盛肌表，或里热外淫于肌表，脉皆可浮而有力。

（四）无力而浮是血虚

所谓"浮而无力"，是指脉浮取时，可较典型浮脉略显无力，但主要是指沉取时无力。

新病脉浮而沉取无力，主虚人外感。久病脉浮而沉取无力，主里虚，是真气外浮所致。血虚不能内守，气失依恋而外浮，固可脉浮而无力，但阳虚、气虚、阴虚之人，同样可以脉浮而无力。阳虚阴盛，格阳于外；阴虚不能内守，阳浮于外；气虚不能固于其位而外浮，皆可见脉浮而沉取无力。此浮，也绝不能当成表证而误予发散。

（五）寸浮头痛眩生风

寸主上焦，由膈至颠。新病寸浮，是邪在上焦，邪扰清空则头痛眩晕。若久病寸浮，首当察其有力无力。若寸浮而无力者，是气浮于上而头痛、眩晕，可因于阴虚不能内守而阳浮；血虚气失依恋而上浮；阳虚阴盛格阳而浮越于上；气虚不能固于其位而升浮于颠。若久病寸浮按之有力者，为气、火、痰、食、血等邪干于上焦，阻滞经脉而头痛眩晕。

（六）或有风痰聚在胸

胸位于上焦，心肺所居。风痰，可合看，亦可分看。风邪客于上焦，寸固可浮；若痰聚胸中，干格气机，邪正相搏，寸亦可浮。除痰之外，其他邪气聚在胸中者，如火热、瘀血、湿浊等，亦可导致寸脉浮。此种寸浮，必浮而按之有力。

（七）关上土衰兼木旺

关主中焦，脾胃肝胆所居。一般来说，左关主肝胆，右关主脾胃。这种脏腑分位，确有一定诊断价值，但又不可拘泥，还要结合临床表现，综合分析判断。

平脉辨证脉学心得（第二版）

关上浮者，当分按之有力、无力。浮而按之有力者为邪实。如《伤寒论》第154条："心下痞，按之濡，其脉关上浮者，大黄黄连泻心汤主之。"此即表证误下，邪结心下，正邪相争，故关上浮，为邪实。关上按之无力者，或为土衰，或为肝虚，凡阴阳气血之虚，关上皆可浮而无力。

（八）尺中溲便不流通

尺浮而症见溲便不通，可分为虚实两类。尺浮而按之有力者，为邪壅下焦，如热结阳明，暑湿交蒸于大肠，可使大便不通；小肠有火，膀胱湿热等，可使小便不利。

若尺浮而按之无力，多属肾虚。肾司二阴，肾阳、肾阴、肾气、肾精不足，皆可导致二便排泄的障碍，见溲便不流通。

二、沉脉

【原文】

沉（阴）

沉脉，重手按至筋骨乃得。（《脉经》）如绵裹砂，内刚外柔。（杨氏）如石投水，必极其底。

沉脉法地，有渊泉在下之象，在卦为坎，在时为冬，在人为肾。又谓之石，亦曰营。太过则如弹石，按之益坚，病在外也。不及则气来虚微，去如数者，病在中也。

《脉诀》言，缓度三关，状如烂绵者非也。沉有缓数及各部之沉，烂绵乃弱脉，非沉也。

［体状诗］

水行润下脉来沉，筋骨之间软滑匀。女子寸兮男子尺，四时如此号为平。

［相类诗］

沉帮筋骨自调匀，伏则推筋着骨寻。沉细如绵真弱脉，弦长实大是牢形。（沉行筋间，伏行骨上，牢大有力，弱细无力）

［主病诗］

沉潜水蓄阴经病，数热迟寒滑有痰。无力而沉虚与气，沉而有力积并寒。寸沉痰郁水停胸,关主中寒痛不通。尺部浊遗并泄痢,肾虚腰及下元疴。

沉脉主里,有力里实,无力里虚,沉则为气,又主水蓄,沉迟痼冷,沉数内热,沉滑痰食,沉涩气郁,沉弱寒热,沉缓寒湿,沉紧冷痛,沉冷牢积。

【解索】

[体状诗]

(一)水行润下脉来沉

沉为阴脉,属水。"水曰润下",故沉脉重按乃得。

(二)筋骨之间软滑匀

沉脉,位近筋骨。"筋骨之间",当理解为靠近筋骨,并非在筋与骨之间。

"沉"与"浮"一样,也有两层含义:一是部位概念,凡重按至筋骨乃得之脉,不论大小迟数,有力无力,皆曰沉;一是指沉脉,是具有严格特征的一种脉象。为了区分二者,前者可称为"脉沉",后者可称为"沉脉"。

正常沉脉,举之不足,按之有余,如绵裹砂,内刚外柔。除重按乃得、居于沉位的特征外,尚须具备"软滑匀"的特征。沉而软匀,是指沉且舒缓,往来和匀,是有胃气的表现。沉而滑者,沉为阴,滑为阳,有阳潜水中之象,此为冬与肾之平脉。

(三)女子寸兮男子尺,四时如此号为平

寸为阳,尺为阴。女子属阴,血盛;男子属阳,气盛。阴盛则尺旺寸沉,阳盛则寸旺尺沉,这是性别差异在脉象上的反映。四时皆当如此,乃为平脉。

[相类诗]

(一)沉帮筋骨自调匀

沉脉居下,靠近筋骨,脉来调和匀畅。

（二）伏则推筋着骨寻

伏脉，须较沉更加重按，将筋推开，附着于骨才得寻见。因气机郁滞殊甚，致气血闭伏而不得外达。其象也，或伏而弦细拘急，躁动不安；或伏而实大搏指、奔冲不宁。

（三）沉细如绵真弱脉

弱脉居沉位，其象沉细按之无力，指下软如绵。

（四）弦长实大是牢形

牢脉居于沉位，其象弦长实大，按之搏指有力。

［主病诗］

（一）沉潜水蓄阴经病

沉脉潜伏于下，主水饮蓄积。水饮阻遏气机，致气血不得外达而脉沉。所言水蓄，当包括水、湿、痰、饮一类阴邪。此沉，因属邪实，当沉而有力。沉脉亦主阴经之病，三阴经病的本证为阳虚阴盛，脉皆当沉。此沉，当沉而无力。

（二）数热迟寒滑有痰

沉数，当分有力无力。沉数有力，为热伏于里。正如《四言举要》所云："沉数热伏。"火与热同类，故火郁脉亦沉数。热邪郁伏于内者，脉可沉数而实大，亦可沉数而细小，因于气机郁闭程度不同使然。不论沉数实大，或沉数细小，其中必有一种躁动不宁之象。因火郁为阳邪，阳主动，虽气机郁滞不得外达，在里之火热必奔冲激荡，故脉躁动不宁。

沉数无力，则非热证，而是虚寒之象。愈数愈虚，愈虚愈数。

沉迟，亦当分有力无力。沉迟无力，定为虚寒；而沉迟有力者，或主里之寒实，或主里之热极。里之寒实者，因寒性敛降，气血不得外达而脉沉。此沉迟有力，往往兼有弦紧拘急之象。热极者，乃火极似水，反兼胜己之化。火热闭郁气机则脉沉。气机闭郁，气血不得畅达，脉可见迟。此种沉迟，必有躁动不宁之感，兼有舌红苔老黄、胸腹灼热、二便闭结等热象。

沉滑主痰。痰浊蕴阻，滞塞气机，气血不能畅达于外而脉沉；痰阻气血，气血流经则激起波澜而脉现滑。犹河中有石，水流经过则激起波澜，同出一理。

（三）无力而沉虚与气

沉脉是最重要的一部脉。脉以沉为本，以沉为准。无论何病，从邪正关系来讲，都可分为虚实两类。而判断虚实属性的主要标准，就是看脉之沉候有力无力。无论浮取脉象如何，凡沉取有力者为实，沉取无力者为虚。若沉取过于亢盛，按之强劲弹指，毫无和缓之象，乃胃气已绝，不得以实证看。

"无力而沉虚与气"之"虚"，即正气虚。正气，人身之阴、阳、气、血、精、津液。阳虚与气虚者，鼓荡无力，脉可沉取无力。即使阳气浮越而脉浮大数者，亦必重按无力，概属虚证。血虚者，不能充盈血脉，脉见细。但血虚多兼有气虚、阳虚的见证，故脉呈沉细而无力。即使因血虚气失依恋而浮越，脉呈浮而虚大或洪者，亦必沉取无力。精亏之人，多兼有肾气虚衰，故脉亦沉取无力。阴虚者，当细数。若阴虚不能敛阳，阳越于外；或阴竭于下，阳越于上者，脉虽浮大，按之亦必细数而无力。至于津液虚者，多见于热病中，热盛津伤或汗吐下失血而耗伤津液。若津液虽伤而气尚未被耗者，脉未必按之无力。只有在津液耗伤而气亦虚时，或气失依恋而脱越时，脉才见按之无力的虚象。所以沉而无力为虚，临证时还要分辨孰虚。

"无力而沉虚与气"中的"气"，当指气虚而言。凡气虚者，无论气因虚而脱、而陷、而浮越，亦无论何经何脏之气虚，沉取定然无力。若气有余而气郁、气滞、气结、气闭者，气机滞塞不舒，气血不能畅达，脉见弦、细、拘、急，或涩、迟、促、结等象，虽沉亦必不虚，按之有力，伴有一种似数非数、挣扎不宁之感。

（四）沉而有力积并寒

沉而有力者，绝大多数都属实证，无论浮取、中取其脉象如何。"积"字，应广义理解，不仅指癥瘕积聚之积，而是泛指邪气的聚积。气血夹痰互相搏结而成癥瘕者，脉固沉而有力；但气、血、痰、食、糟粕等邪积于体内，脉亦皆沉取有力。"寒"，是指寒实证而言。若虚寒证，脉就不会沉而有力。"寒"字，亦应广义理解，泛指外邪所客，积于体内。寒邪其性收引、凝泣，气血不得外达，脉固可沉而有力，若六淫中其他邪气客于体内，阻滞气机，脉亦可沉而有力。如阳明腑实之脉就沉而实。若沉而有力，过于强劲搏指，乃胃气衰败，就不能当成实证看待。

（五）寸沉痰郁水停胸

寸主上焦，心肺所居。寸沉须分有力无力。上焦正虚，无力充盈鼓荡血脉，寸脉当沉而无力。若邪客上焦，气机滞塞者，寸当沉而有力。"寸沉痰郁水停胸"，仅言及实证者，痰、水与饮、湿、秽浊之气，皆同类，皆可阻滞上焦气机而寸沉。"郁"是指上焦气郁。情志怫逆而伤及气机者，固可致上焦气郁；邪气所客，亦可阻遏上焦气机而寸沉。这些邪气，不仅指水湿痰饮，亦包括六淫、七情、气血痰火湿食诸邪。

寸脉沉，不仅可因上焦病变而引起，中下二焦病变，同样可引起寸沉。寸为阳，尺为阴，阳升阴降，周而往复，生生不已。关脉居中，乃阴阳升降之关隘。若中下二焦正气虚衰，阳气无力升举，寸脉亦可沉而无力；若中下二焦邪阻，阳气不得升举，寸口之脉亦可沉。故寸沉不但主上焦病变，亦可由中下二焦病变所致。

（六）关主中寒痛不通

关主中焦，左关肝胆，右关脾胃。

通常说脏腑在三焦的分布，上焦心肺，中焦脾胃，下焦肝肾。为何脉象之脏腑定位，肝又居中焦？从气机升降学说来看，左升右降，肝主升，在左，肺主降，在右。从解剖位置来说，肝之位在右胁，居中焦。所以，脉诊的脏腑分布主要依据气机升降而言，故左关脉属肝，左关沉而无力者，为肝气虚、肝血虚或肝阳虚，治当益肝气、补肝血或温肝阳。右关沉而无力者，为脾胃气虚，或脾胃虚寒。

左关沉而有力者，或为肝胆气滞，或为肝胆邪阻。右关沉而有力者，当属脾胃邪盛，或气机郁结。然过于强劲弹指、毫无柔和之象者，乃胃气衰败，不可误为实证而泻之。

关脉虽分左为肝胆、右为脾胃，有一定诊断价值，但亦不可呆板，尚须结合临证表现，以判断病位。

（七）尺部浊遗并泻痢，肾虚腰及下元痌

痌（tōng）：痛也。尺脉沉而无力者，为肾虚寒，症见遗精、阳痿、腰膝冷痛，小腹、阴部、足跟痛，甚或腰膝痿软不支等。肾司二阴，肾虚二阴失司，后阴可为泄痢，洞下完谷，亦可阳衰，大肠失于温煦而便秘；前阴可见遗尿、白浊，或肾阳虚，失于气化而小便不利，甚或癃闭等。尺脉沉而有力者，为下焦邪气壅塞，可因水蓄积聚、寒袭、热结、血瘀等。

三、迟脉

【原文】

迟（阴）

迟一息三至，去来极慢。（《脉经》）

迟为阳不胜阴，故脉来不及。《脉诀》言，重手乃得，是有沉无浮。一息三至，甚为易见，而曰隐隐，曰状且难，是涩脉矣，其谬可知。

［体状诗］

迟来一息至唯三，阳不胜阴气血寒。但把浮沉分表里，消阴须益火之原。

［相类诗］

脉来三至号为迟，小驶于迟作缓持。迟细而难知是涩，浮而迟大以虚推。

三至为迟，有力为缓，无力为涩，有止为结，迟甚为败，浮大而软为虚。黎氏曰：迟小而实，缓大而慢，迟为阴盛阳衰，缓为卫盛营弱，宜别之。

［主病诗］

迟司脏病或多痰，沉痌癥瘕仔细看。有力而迟为冷痛，迟而无力定虚寒。寸迟必是上焦寒，关主小寒痛不堪。尺是肾虚腰脚重，溲便不禁疝牵丸。

迟脉主脏，有力冷痛，无力虚寒，浮迟表寒，沉迟里寒。

【解索】

［体状诗］

（一）迟来一息至唯三

此以至数论迟脉，曰一息三至为迟。若仅以至数分，则有些问题就难以解释。首先，迟脉分部，脉迟皆有寸迟、关迟、尺迟之分。若以至数分寸迟，即寸脉独一息三至，而关尺至数当与寸不一。再者，《金匮要略·胸痹心痛短气病脉证治》有："寸口脉沉而迟，关上小紧数。"寸迟当一息三至，关数当一息六至。寸关尺本一脉相贯，一气而动，数则俱数，迟则俱迟，何能独迟、独数？事实上，寸关尺各部脉动次数是绝对一致的，不可能出现至数不一的情况。所以，若以至数分迟数，那么只能得出这样的结论：自古迟数分部是错误的，仲景的寸迟关数是荒谬的。

余以为迟数脉的确定，应以脉的形象为据，而不重在至数。脉的每一次搏动，来去皆迟慢，不论至数是三至、四至乃至五至，皆曰迟。若脉的每次搏动，来去皆急促，不论至数为四至、五至、六至，皆曰数。

据之临证，事实上一脉三部，其至数定然一致，而脉象可各不相同。以脉象论迟数，则某部独迟、独数或寸迟、关数就不难解释了。所以，迟数之分，应重在脉象而不重在至数。

或问，迟脉来去迟慢，涩脉来去艰难，二者如何区分？二者同点是来去皆迟慢艰难；二者异点是，涩脉搏起时振幅小，且兼细短，而迟脉搏起之振幅不小，亦未必细短。

（二）阳不胜阴气血寒

迟脉属阴，主阴寒盛。阴盛可因阴邪所客，形成寒实证；亦可因阳气虚衰，阴气内盛，形成虚寒证。阴寒盛，气血凝滞，故脉迟。

阴寒盛，尚有气分、血分之分。二者的共同点是都有阴寒的临床特征，不同点在于有无血瘀的表现。伴瘀血者，为血分有寒，因寒性凝泣，血行瘀滞。若瘀血表现不著者，则属气寒。二者往往并见，难以截然分开，仅有侧重而已。

迟脉，不仅主寒，尚主热闭。因热邪郁伏，阻遏气机，气血不得畅达，故而脉迟。热闭愈重则脉愈迟。如《伤寒论》第208条："阳明病脉迟……大承气汤主之。"大承气汤乃攻下热结之峻方，竟然脉迟，故迟亦主热，此火极似水之象。然此种脉迟，按之必有一种似数非数、躁扰不宁之象。进而查其舌，舌质必老红，舌苔必黄，伴胸腹灼热，内热亢盛之象，不可以脉迟误以为寒。

迟脉亦主邪阻。邪阻气机，血脉不畅，故而脉迟。如《金匮要略》瓜蒌桂枝汤证："太阳病，其证备，身体强，几几然，脉反沉迟。"既为太阳证，脉当浮，何以反见沉迟？乃邪客血脉，气血不畅而脉沉迟。又如《金匮要略》热入血室证："热除脉迟……此热入血室也。"此因瘀血阻滞血脉，气血不畅而脉迟。

阴血不足，脉道枯涩不利，脉亦可迟。如《伤寒论》第50条："假令尺中迟者，不可发汗，何以知然，以荣气不足，血少故也。"

所以，脉迟主寒，亦主热伏、邪阻、阴血不足。

（三）但把浮沉分表里

该句意为浮迟属表寒，沉迟为里寒。实则浮迟不主表而主里，沉迟主里亦主表。寒邪袭表者，固可因寒凝气血而脉迟，但脉并不浮，多为沉迟兼弦紧拘急之象。倘若浮迟，往往是阴寒内盛、虚阳浮越之象。如《伤寒论》第225条："脉浮而迟，表热里寒，下利清谷者，四逆汤主之。"此浮迟，以四逆汤主之，显系阴盛阳浮，而非表寒。又如《金匮要略·消渴小便利淋病脉证并治》："寸口脉浮而迟，浮即为虚，迟即为劳，虚则卫气不足，劳则荣气竭。"此浮迟，亦非表寒，而是虚证、劳证。卫为阳，阳虚不能固于其位而外浮，荣属阴，阴竭不能内守而阳越，故可见浮迟之脉。此浮而迟，断非表寒。此种脉浮而迟，必按之无力。

沉而迟者主里，亦主表。沉迟无力者当为虚寒；沉迟有力者当属实证，既主里之实证，亦主表之实证。里寒实者可致脉沉迟。火热、痰食、瘀血、水饮、腑实等，皆可阻滞气机，致脉沉迟，此种沉迟，必按之有力。若寒邪袭表，气血凝泣者，脉亦沉迟，而兼弦紧拘急之象。是知，浮迟主里不主表，沉迟主里亦主表。

（四）消阴须益火之原

此即"益火之原，以消阴翳"。火之原乃命门之火、火衰而阴霾弥漫，脉当沉迟无力或虚大，治宜温补命火以消阴翳。

［相类诗］

（一）脉来三至号为迟

意同前之"脉来一息至唯三"。

（二）小驶于迟作缓持

驶（jué）音"决"，一种骏马，引作"快"解。

缓为一息四至，较迟脉三至稍快。缓脉亦当重在脉象，而不重在至数。

（三）迟细而难知是涩

涩脉兼迟且细，往来艰难。余以为涩脉主要是脉幅小。

（四）浮而迟大以虚推

虚脉当浮大而迟，按之无力。若脉虽浮但不大不迟，按之无力者，统归于虚脉。

［主病诗］

（一）迟司脏病或多痰

"脏病"，指五脏为病。腑为阳，脏为阴，故脏病当见阴脉，故脉迟。脏病亦有寒热虚实之殊。虚寒者，脉可迟；邪实者，阻遏气机，脉亦可迟。

迟脉非专司脏病，腑病亦可脉迟。如前所述阳明腑实者，其脉迟。

痰属阴邪，故痰病可脉迟。但痰有寒化、热化及兼邪之不同，因而有寒痰、热痰、风痰、湿痰、燥痰等。若为寒痰，固可脉迟；若热痰胶闭，阻遏气机，脉亦可变迟。

（二）有力而迟为冷痛

迟而有力为实。寒邪所中者，寒盛则冷，寒主收引，脉拘急，气血凝泣不通，故为痛。

寒邪所中，固可脉迟，然热结、气滞、邪阻者，皆可脉迟，临证尚须鉴别。

（三）迟而无力定虚寒

所谓"无力"，当以沉候为准。迟而沉取无力者，定为虚寒无疑，治当温补。

（四）寸迟必是上焦寒

上焦有寒者，可迟。然除寒邪以外，外感六淫所客、气血痰火食积等，阻遏上焦气机，皆可使寸迟。故寸迟未必定是上焦有寒。

寸迟亦须分沉取有力无力。寸迟，沉而有力者为实，沉而无力者为虚。

寸迟不独主上焦邪阻或正虚，若中下二焦邪阻或正气不足、清阳不升，寸口亦可脉迟。

（五）关主中寒痛不堪

关主中焦。中焦有寒，则关脉迟。同样，关迟亦须查其有力无力，以定虚实。沉迟有力者，不仅主寒，亦主气滞、邪阻。

（六）尺是肾虚腰脚重，溲便不禁疝牵丸

尺脉迟，沉取有力者为实。不仅寒客下焦可致脉迟，热结、痰血等邪阻遏气机，皆可造成尺迟。

尺迟而沉取无力者，当属肾虚。当然，肾虚包括肾阴虚、肾阳虚、肾气虚、肾精虚。尺脉沉迟无力者，当以肾气虚、肾阳虚及肾精虚为多见。肾虚则腰膝酸冷，沉重无力。肾司二阴，肾虚不固，则溲便不禁，或癃闭余沥，或下利完谷不化，五更泻，或便秘，或阳痿、遗精、精冷不育等。或阴寒内盛而成寒疝，少腹疼痛牵引睾丸。

肾气虚或肾阳虚之尺迟，其迟必沉取无力，治当补肾温阳。若尺迟按之兼有弦紧有力之象，乃寒中于下，亦可引起腰腿疼痛、大小便不利、寒疝牵睾等症。以其迟而弦紧，乃客寒所致，治宜温散。

四、数脉

【原文】

数（阳）

数脉，一息六至。（《脉经》）脉流薄疾。（《素问》）

数为阴不胜阳，故脉来太过。

浮、沉、迟、数，脉之纲领，《素问》《脉经》，皆为正脉。《脉诀》七表八里，而遗数脉，止于心脏，其妄甚矣。

［体状诗］

数脉息间常六至，阴微阳盛必狂烦。浮沉表里分虚实，唯有儿童作吉看。

［相类诗］

数比平人多一至，紧来如数似弹绳，数而时止名为促，数见关中动脉形。

数而弦急为紧，流利为滑，数而有止为促，数甚为疾，数见关中为动。

［主病诗］

数脉为阳热可知，只将君相火来医，实宜凉泻虚温补，肺病秋深却畏之。

寸数咽喉口舌疮，吐红咳嗽肺生疡。当关胃火并肝火，尺属滋阴降火汤。

数脉主腑，有力实火，无力虚火，浮数表热，沉数里热，气口数实肺痈，数虚肺痿。

【解索】

［体状诗］

（一）数脉息间常六至

此以至数论数脉。余以为数脉重在脉象，而不重在至数。《素问》论数脉之象为"脉流薄疾"。薄者，迫也；疾者，快也。数脉来去皆疾速急迫，这就是以脉象命数脉，而不是以至数论数脉。《脉经》亦曰："数脉去来促急。"也是以脉象命数。至于脉的至数，可一息六至，亦可一息五至、四至或七至。即使脉来一息六至，但来去均无迫疾之感，仍不以数脉论。所以，数脉尤重在脉象。脉象与至数相较，脉象更有意义。否则，寸关尺独数，以及胸痹之"寸口脉沉而迟，关上小紧数"，就难以理解了。

（二）阴微阳盛必狂烦

数为阳胜，阴不制阳。重阳则狂，热扰心神而为烦。

"阴微阳胜"有两种情况：一是阳盛在前，热耗阴伤，而导致阳盛阴微；一是阴微在前，阴不制阳，而阳盛者。

阳先盛者，见于六气化火，五志化火，或痰湿、瘀血、食积等蕴而化热，致阳热亢盛，耗伤阴液。此类由邪实化热而来，其证属实，脉当数实有力，治当以清热泻火为主。疾病的后期，亦可形成以阴虚为主的虚证，此时脉可转为细数。若阴竭阳越，则形成虚大的脉。阴竭于下而阳越于上者，则形成阳旺而阴弱之脉。

阴先微者，见于禀赋阴虚，久病，或劳心、房劳等耗伤阴血，导致阴不制阳，而呈细数之脉，治当以滋阴敛阳为主；或阴竭阳越，脉数而虚大；或阴竭于下，阳越于上，形成阳旺阴弱之脉。

（三）浮沉表里分虚实

数脉之虚实，以沉取有力无力来分。数而沉取有力者属实、属热；数而沉取无力者，定然属虚，但非必为热。气虚、血虚、阳虚、阴虚皆可数而沉取无力，而且越数越虚，越虚越数。纵有外邪袭表，即使脉浮数，只要沉取无力，即以虚人外感治之，扶正祛邪，不可误以实证治之，虚其虚也。

数脉如何分表里？一般都讲，浮数为表热，沉数为里热。这样讲，既笼统又片面。不论浮数、沉数，首先要看沉取时有力无力。沉取无力者，即是虚证，且都是里虚证。凡阴阳气血的虚衰，都可出现浮数无力或沉数无力之脉。若正气尚未浮越，则呈沉数无力之脉；若正气已然外浮，则出现浮数或浮数而大且无力之脉。

浮数或沉数，按之有力者，都主表热，也都主里热。浮数者，表有热可浮数；里热外淫肌表者，亦可浮数。沉数者，里热蕴结可沉数；表热郁阻气机，亦可见沉数之脉。这同浮脉主表亦主里、沉脉主里亦主表的机制一样。所以，不能笼统地讲"浮数表热，沉数里热"。

（四）唯有儿童作吉看

儿童脉数于成人，可一息六至，因小儿为纯阳之体，然数中必有和缓之象方为吉。

[**相类诗**]

（一）数比平人多一至

平人当一息五至，而数乃一息六至。此复言数以至数论。

（二）紧来如数似弹绳

紧脉来去拘迫不宁，与数之来去皆薄疾相似，故云"紧来如数"。然紧脉如转索，左右弹指，此与数相异。

（三）数而时止名为促

数中时见一止为促脉。

（四）数见关中动脉形

脉来厥厥如豆，至数兼数者曰动脉。其位在关者曰动，亦有其位在寸尺者，只要其形如豆，厥厥动摇，皆可以动脉相称，非必见于关中。寸脉见动脉者，反较关上为多。

[**主病诗**]

（一）数脉为阳热可知

数为阳脉，主热盛，这是指数而沉取有力之脉而言，若数而虚者，尚须另当别论。

（二）只将君相火来医

君火乃心火。此处所言之君火，泛指实火。

相火的概念，不像君火的含义那样明朗、清晰。一般皆云君火一、相火二，相火内寄于肝肾。但手少阳三焦、手厥阴心包亦寄相火。肾中相火

87

妄动,一般属于虚火。可由于肾阴虚、阴不制阳而相火妄动;肾阳虚,命门火衰,阴寒内盛,阳浮于外者,称龙雷火动,亦属相火妄动。肝之相火旺,其性质有的属于实火,有的属于虚火,有的属于本虚标实。而三焦、心包中之相火动,皆属实火。

"只将君相火来医",意即当脉数按之有力,宜寒凉泻其实火;而按之无力者,当治虚火。

(三)实宜凉泻虚温补

这句话很重要。数脉,首先要区分属实还是属虚。而虚实的区分标准,以按之有力、无力为据。属实者,当用寒凉之品泻火清热;属虚者,或用温热药扶阳,引火归原,或用补法治之。所谓补法,包括补阴、补血、补气、补阳。因虚火的产生,可因气虚、阳虚、血虚、阴虚而产生。若脉诊尚难邃断,须参照舌、症等相鉴别。临床见过一些危重患者,虽然有的体温高达40℃,有烦躁、嗜冷、颧赤、脉洪数等一派热象,只要脉沉取无力而舌又淡者,即予以温补,引火归原,断不可误为实火而凉泻。另外,笔者在治疗"再障"患者时,因贫血严重而表现心慌、气短、无力、头晕、舌淡、唇甲色淡等一系列虚象,同时伴有出血、瘀斑及发热的表现,脉可洪数。此时只要脉数而沉取有力者,不论心慌气短等虚证多么显著,都属实热,径予大剂清热凉血之品,一般可随着脉的逐渐和缓,出血倾向渐止,贫血症状亦随之改善。有些患者连续服清热凉血药逾年,并未见胃败、阳衰的表现。所以,以脉数按之有力、无力,是区分实热、虚热的主要标志。

(四)肺病秋深却畏之

数脉主火,肺属金。肺已病而火仍盛,为火乘金。肺气旺于秋,时已至秋,其气肃杀,火气当敛;肺气得时令之助,可以御火邪之乘,数脉当平。若肺病至秋,已得时令之助,仍不能御火势之上炎,脉仍数不已,其病重笃可知,故可畏之。

(五)寸数咽喉口舌疮,吐红咳嗽肺生疡

数脉分部而论,独言寸数,即是以脉象定数,而不是以至数定数。因

脉乃一气相贯，一脉相通，寸关尺三部，数则皆数，迟则皆迟，若以数论，则独数、独迟谬矣。

寸脉数者，上焦有热。火热炎上，则咽痛、口舌生疮。上灼于肺，则肺气上逆而咳喘，热伤阳络则咯血，热邪蒸腐气血则肺为痈疡。除此而外，上焦火热上灼，尚可出现头晕、头痛、目赤、鼻衄等症。

左寸数属心经有热，可见心烦、少寐、心悸、口舌生疮等症。临床余对有些西医称为"神经症""心肌炎""冠心病"而表现心烦、少寐、心悸的患者，只要寸数而有力，或单独左寸数而有力者，皆予清心泻火法治之，常可获效。

右寸数者属肺经有热，常可见咳喘、吐血、咽痛、头痛等症，治宜清泻肺经之火。寸数亦当着意按之有力、无力，以分虚实。实火当泻，虚火当补。

（六）当关胃火并肝火

关脉数，则属肝胃之火。左关数为肝胆有热，右关数为脾胃有热。若数而无力者，为虚、为寒。

（七）尺属滋阴降火汤

尺脉数为阴不制阳，相火妄动。其数也，当为细数或浮数、动数，可用滋阴降火汤，滋阴以配阳。若尺数按之无力，当属虚，多为肾阳虚、肾气虚或肾精虚。当结合神、形、色、舌症等判断。

尺数而实者，为下焦实热，或为大肠、小肠、膀胱热盛，或为热入血室，或为热邪闭阻经脉等。

五、滑脉

【原文】

滑（阳中阴）

滑脉，往来前却，流利展转，替替然如珠之应指。(《脉经》)漉漉如欲脱。

滑为阴气有余，故脉来流利如水。脉者，血之府也，血盛则脉滑，故肾脉宜之；气盛则脉涩，故肺脉宜之。

《脉诀》云，按之即伏，三关如珠，不进不退。是不分浮滑、沉滑、尺寸之滑也，今正之。

[体状相类诗]

滑脉如珠替替然，往来流利却还前。莫将滑数为同类，数脉唯看至数间。（滑则如珠，数则六至）

[主病诗]

滑脉为阳元气衰，痰生百病食生灾。上为吐逆下蓄血，女脉调时定有胎。

寸滑膈痰生呕吐，吞酸舌强或咳嗽。当关宿食肝脾热，渴痢癫淋看尺部。

滑主痰饮，浮滑风痰，沉滑食痰，滑数痰火，滑短宿食。《脉诀》言关滑胃寒、尺滑脐似冰，与《脉经》言关滑胃热、尺滑血蓄、妇人经病之旨相反，其谬如此。

【解索】

[体状相类诗]

（一）滑脉如珠替替然，往来流利却还前

滑脉之象，如珠转动，往来流利，进而还却。

（二）莫将滑数为同类，数脉唯看至数间

滑与数脉，来去皆流利。但滑脉有如贯珠转动之感，数脉来去疾速，转动之感不著。"数脉唯看至数间"，乃言一息六至为数脉，其偏颇已述之于前。

[主病诗]

（一）滑脉为阳元气衰

滑脉，属邪盛有余之脉。邪气阻遏，气血欲行而与邪搏击，则激起波澜，故脉现滑。此犹河中有石，水过与石相击而激起波澜同理。《金匮要略·水气病脉证并治》曰："滑则为实。"故滑脉属阳。

造成滑脉的邪气很广，热盛、水蓄、血结、气壅、痰饮、食积等皆可。如《伤寒论》第 350 条："伤寒脉滑而厥者，里有热，白虎汤主之。"《伤寒论》第 140 条："脉沉滑者，协热利。"此即言热盛致滑。《伤寒论》第 256 条："脉滑而数者，有宿食也，当下之，宜承气汤。"此言宿食致滑。《金匮要略·水气病脉证并治》："寸口脉沉滑者，中有水气。"此言水蓄致滑。《金匮要略·水气病脉证并治》："沉滑相搏，血结胞门。"此言血结致滑。《金匮要略·脏腑经络先后病脉证》："滑则为气。"此言气壅为滑。以上皆言邪实致滑。

或问，既为邪阻，脉为何不沉涩反而为滑？盖邪阻重者，气机郁遏，气血不得通达，脉可沉涩。若虽有邪阻，但所阻不甚，邪与气血相激而波澜涌起，故脉可呈滑。此滑必按之有力。

若脉虽滑，但按之无力，此为元气虚衰。正如《脉学辑要》云："然虚家有反见滑脉者，乃元气外泄之候。"《脉理求真》亦曰："或以气虚不能统摄阴火，脉见滑利者有之。"

若脉滑实而弹指，乏和缓之象者，乃胃气败，亦当属"元气衰"。如真心脉之"坚而搏，如循薏苡子，累累然"。虽滑而坚搏，已无胃气。

（二）痰生百病食生灾

滑脉主痰，亦主宿食。临证见脉滑，究为痰抑或宿食，何以别之？二者皆可见胸脘膨满、呕哕不食、苔厚等，然宿食者，当有伤食史，且嗳腐食臭，病程较短；病痰者，病变更为广泛，以此别之。

（三）上为吐逆下蓄血

上部脉滑，主痰浊食滞，壅塞气机，胃气上逆而为呕吐、胸脘痞闷等症。

下部脉滑，主下焦蓄血。所谓蓄血，有两种意思。一是指下焦瘀血，如《金匮要略·水气病脉证并治》之"血结胞门"；一是指妊娠，血聚于下而养胎，皆可见尺滑。

（四）女脉调时定有胎

健康女子，突然经断而脉又滑，此为有胎之兆。受孕后，聚血以养胎，故血盛而脉滑。据临床体检，有些孕妇，停经 40 天即可现滑脉。

（五）寸滑膈痰生呕吐，吞酸舌强或咳嗽

寸脉滑，主胸膈有痰。痰浊壅塞气机，肺气不利而咳喘，胸闷；肺气不降，制节失司，气机逆乱，胃气上逆而呕吐吞酸。痰阻舌本而舌强，语言謇涩。

（六）当关宿食肝脾热

关脉滑主中有宿食、有痰，或肝脾热盛。

（七）渴痢癞淋看尺部

滑主热盛有余之证。《脉学辑要》云："滑主热实之脉。"尺滑则下焦有热，热盛伤阴，津不上承而渴。热盛大肠，气血壅实，为热所伤而为痢；热伤小肠而为淋。癞者，疝之一种，阴股或阴囊坠肿胀痛，可因火热而发。

六、涩脉

【原文】

涩（阴）

涩脉，细而迟，往来难，短且散，或一止复来。（《脉经》）参伍不调。（《素问》）如轻刀刮竹。（《脉诀》）如雨沾沙。（通真子）如病蚕食叶。

涩为阳气有余，气盛则血少，故脉来蹇滞，而肺宜之。《脉诀》言指下寻之似有，举之全无，与《脉经》所云，绝不相干。

［体状诗］

细迟短涩往来难，散止依稀应指间。如雨沾沙容易散，病蚕食叶慢而艰。

［相类诗］

参伍不调名曰涩，轻刀刮竹短而难。微似秒芒微软甚，浮沉不别有无间。

细迟短散，时一止曰涩。极细而软，重按若绝曰微。浮而柔细曰濡。沉而柔细曰弱。

［主病诗］

涩缘血少或伤精，反胃亡阳汗雨淋。寒湿入营为血痹，女人非孕即

无经。

寸涩心虚痛对胸，胃虚胁胀察关中。尺为精血俱伤候，肠结溲淋或下红。

涩主血少精伤之病，女子有孕为胎病，无孕为败血。杜光庭云：涩脉独见尺中，形散同代，为死脉。

【解索】

[体状诗]

（一）细迟短涩往来难

言涩脉之象，细、迟、短三象兼备，且往来艰难。

（二）散止依稀应指间

其来止应指，如散脉之依稀模糊。

（三）如雨沾沙容易散

此言涩脉之无力，犹如接触雨点所黏和的沙团，轻按之尚有，稍一用力，则沙团散矣。

（四）病蚕食叶慢而艰

此言涩脉之至，犹如病蚕食叶，慢而艰难无力。

[相类诗]

（一）参伍不调名曰涩

参伍不调，医家多解为："三五不调，中有歇止。"若迟中果有歇止，与结脉又有何别？再者，肺之常脉为浮短而涩，若果有歇止，且三五不调，歇止脉频繁出现，此脉肯定不正常，焉能称为常脉？第三，涩脉亦有寸涩、关涩、尺涩之分部。脉本一气相贯，岂能寸脉三五不调，而关位、尺位脉律整齐，所以，涩脉不应有歇止，更不应三五不调。

参伍一词，见于《内经》有二。《素问·三部九候论》："形气相得者生，参伍不调者死。"《素问·八正神明论》："以日之寒温，月之虚盛，四时气之浮沉，参伍相合而调之。"《说文解字·段注》："凡言参伍者，皆谓错综以求之。"王冰注曰："参谓参校，伍谓类伍。参校类伍而有不调，谓不率其常则病也。"据《内经》两处"参伍"的意思，是参校类比以推求的意思。"参伍不调"是指经参校类比推求，以知人之形气不相调和，此为病。把参伍当成三五的大写，直译成"三五"已谬。而且《内经》两句原文，并没有脉律三五不调的意思，更没有歇止的含义。再者，参伍不调于《内经》中，从未直指涩脉。至于哪位首先发明的"参伍不调名曰涩"，尚未查到出处，后人随之敷衍出涩脉三五不调、中有歇止的错误，人云亦云，流传至今。

（二）轻刀刮竹短而难

以轻刀刮竹喻涩脉往来之艰难。

（三）微似秒芒微软甚

此言微脉与涩脉之别。微与涩皆细而无力，但微脉之细而无力更甚。其细如禾芒。秒，禾芒也，凡物之微细曰秒。其无力之状，无论浮沉，皆介于似有似无之间。涩脉虽亦细而无力，但不似微脉之甚，且主要特征是往来蹇滞、艰难。

关于涩脉的脉象，李濒湖曰："细迟短涩往来难。"《脉诀汇辨》曰："迟细而短，三象俱足。"也就是说，涩脉必须具备迟、细、短三个条件，缺一不可。可是《素问·调经论》曰："其脉盛大以涩。"由句读可见这个"涩"，不是指尺肤，而是指脉象。涩脉与盛大脉并见，既然盛大，就不会细短，涩脉的条件起码三缺二，何以言涩？《素问·平人气象论》："病在外，脉涩坚者。"《灵枢·胀论》："其脉大坚以涩者，胀也。"《难经·五十八难》："伤寒之脉，阴阳俱盛而紧涩。"涩当迟细短且无力，而盛、紧、坚、大皆大而有力之脉，何以能与涩并见？可见涩脉未必细、迟、短。那么，究竟什么样才算涩脉呢？我们判断涩脉的标准是脉搏起之振幅小，往来亦艰难。至于脉之长短、宽窄、迟数、有力无力皆不论，这就是涩脉。

［主病诗］

（一）涩缘血少或伤精

精亏血少，脉道枯涩而脉来艰难。此涩，当细而涩。《金匮要略·血痹虚劳病脉证并治》："男子脉浮弱而涩为无子，精气清冷。"《金匮要略·水气病脉证并治》曰："涩为血不足。"

（二）反胃亡阳汗雨淋

反胃即胃反矣。中阳虚衰，胃不纳谷，或纳谷亦不能消磨腐熟，朝食暮吐，暮食朝吐。此即《金匮要略·呕吐哕下利病脉证治》："涩则伤脾，脾伤则不磨，朝食暮吐，暮食朝吐，宿食不化，名曰胃反。"

亡阳则不能鼓荡血脉，致血行塞滞而脉涩。阳气者，卫外而为固。阳亡不固，津液外泄而汗如雨。如《伤寒论》第 325 条："少阴病，下利，脉微涩，呕而汗出。"《伤寒论·平脉法》："涩者厥逆。"皆为亡阳所致。亡阳之涩，当涩而无力。

或问，《素问·脉要精微论》曰："涩者阳气有余也。"此与亡阳岂不矛盾？涩有寒热虚实之别。此言涩之实证、热证，当涩而有力。热伏于内、痰饮、瘀血或忧思恚怒或六淫外束，脉道失利，皆可脉涩。

（三）寒湿入营为血痹

寒湿入营，营血失于畅达，血脉痹阻而脉涩。

（四）女人非孕即无经

血少而涩，血瘀亦涩，血枯可经闭，血阻亦可经闭。

涩主孕，见于三月。原有之血聚以养胎，新生之血又不足为继，造成相对血少而脉涩，亦可见代脉。胎至四月以后，生血之力已旺，涩脉自消。

（五）寸涩心虚痛对胸

寸涩，当察有力无力以分虚实。寸涩无力者，多为上焦阳虚、气虚、血虚。正气虚，神无所依，故心虚胸痛，乃因虚而痛，寸涩当无力。因实而痛，寸涩当有力。

（六）胃虚胁胀察关中

右关脾胃所居，脾胃乃生化之源。营卫出于中焦，营卫充则脉道利。《金匮要略·呕吐哕下利病脉证治》："涩则伤脾。"脾伤，生化不足，营卫不充，脉道不利，故脉涩。

左关主肝胆。若气滞，不能疏达气血，经脉不通，可见脉涩而胁胀。若为肝血虚、肝气虚、肝阳虚，不能充盈鼓荡血脉，亦可见脉涩而胁胀。关脉涩而有力者为实，涩而无力者为虚。

（七）尺为精血俱伤候，肠结溲淋或下红

热病耗伤肾阴，则尺涩便结。《伤寒论》第 212 条脉涩而用大承气汤者，为土燥水竭、急下存阴之意。若轻者，脉浮涩便秘，用麻仁丸润燥通便。

若热灼下焦阴血，亦可迫血妄行而为溲淋、下红，或腐灼气血而化为脓血。如《伤寒论》第 363 条："下利，寸脉反浮数，尺中自涩者，必圊脓血。"

若内伤久病而尺涩者，为精血亏虚，可呈现肾精亏的一系列症状。如《金匮要略·血痹虚劳病脉证并治》："男子脉浮弱而涩，为无子，精气清冷。"

七、虚脉

【原文】

虚（阴）

虚脉，迟大而软，按之无力，隐指豁豁然空（《脉经》）。

崔紫虚云：形大力薄，其虚可知。《脉诀》言，寻之不足，举之有余。止言浮脉，不见虚状。杨仁斋言：状似柳絮，散漫而迟。滑氏言，散大而软，皆是散脉，非虚也。

［体状相类诗］

举之迟大按之松，脉状无涯类谷空。莫把芤虚为一例，芤来浮大似慈葱。

虚脉浮大而迟，按之无力。芤脉浮大，按之中空。芤为脱血，虚为血虚。浮散二脉见浮脉。

［主病诗］

脉虚身热为伤暑，自汗怔忡惊悸多。发热阴虚须早治，养营益气莫蹉跎。

血不荣心寸口虚，关中腹胀食难舒，骨蒸痿痹伤精血，却在神门两

部居。

经曰：血虚脉虚。曰：气来虚微为不及，病在内。曰：久病脉虚者死。

【解索】

［体状相类诗］

（一）举之迟大按之松，脉状无涯类谷空

虚脉的脉象，浮而迟大，松软而无力，按之类似空谷，其大如无涯际。

是否虚脉一定要浮、迟、大、软四者俱备呢？笔者认为未必。

虚脉是非常重要的一部脉。景岳云脉当以虚实为纲。千病万病不外虚实，治病之法无逾攻补，"欲察虚实，无逾脉息"。沉而有力为实，沉而无力为虚，这是诊脉的关键。虚脉的主要特征是沉取无力。其浮取时，脉幅的宽度可大于正常脉，亦可同于正常脉；其至数，可迟于正常脉，可同于正常脉，亦可数于正常脉；脉的张力，可小于正常脉，亦可似于正常脉，只要沉取无力，就是虚脉。《脉学阐微》云："凡脉重按无力为虚。如重按之力弱于浮取或中取，即谓之无力。"所以虚脉不必大迟软皆见，关键是沉取无力即为虚。

（二）莫将芤虚为一例，芤来浮大似慈葱

芤脉虽亦浮大，状如慈葱，有似虚脉，但浮取时其力尚可；重按之，空豁之感甚于虚脉。

［主病诗］

（一）脉虚身热为伤暑

外感暑热，伤气耗津。津伤不能内守，气伤不能固于其位，还兼暑热邪气之逼迫，致气浮而脉浮大。然津液已被热耗，津亏血脉不充，致按之无力，而成虚脉。

（二）自汗怔忡惊悸多

外感热病，热迫津泄而自汗。津气耗伤，又兼热扰于心，则心神不安

97

而怔忡惊悸。若为内伤杂病，正气亏损而脉虚，表气不固而津泄为汗，神无所倚而怔忡惊悸。

（三）发热阴虚须早治，养营益气莫蹉跎

"发热阴虚"，有两层意思，一是外感客热耗伤阴液，形成热盛阴虚，此当清热养阴。二是由于阴虚不能制阳，阳亢而生热，此属阴虚发热，当养阴清热，即壮水之主以制阳光。当发热阴虚证出现虚脉时，主要因阴虚不敛、阳气浮越所致。此时当以养阴敛阳为主。若客热尚盛者，佐以清热，气亦伤者，佐以益气。此即："养营益气莫蹉跎。"

虚脉在脉诊中有重要意义，是辨识虚证的主要依据。总的来说，虚脉是气浮于外的表现。哪些原因可造成阳气外浮呢？

1. 血虚

《素问·刺志论》曰："脉虚血虚。"血虚不能内守，气无所依而浮越于外。

2. 阴虚

一般阴虚阳亢时，表现为细数脉。当阴虚较重，不能内守，而阳气浮越时，即出现虚脉，此即"阴竭阳越"。

3. 气虚

气虚不能固于其位，气浮越于外而为虚脉。

4. 阳虚

阳虚阴寒内盛，格阳于外，而成虚大之脉。《灵枢·禁服》："虚则为寒。"

5. 暑热伤津耗气

"壮火食气"，故热盛气伤。"阳盛则阴病"，致热邪耗伤津液。气伤不能固于其位而脉浮，津伤不能内守而气越，热邪迫气盛于外，三个因素相合，致成虚脉。如《灵枢·禁服》所说："虚则热中。"

由上可见，虚脉不仅主血虚，亦主阴虚、气虚、阳虚。虚脉总由真气内虚浮越于外所致。

（四）血不荣心寸口虚

寸口脉虚，主血虚不能养心，而见心悸怔忡、惊惕不安、寐差多梦、气短头眩等。

寸口脉虚，亦可因阴竭于下、阳越于上所致，阴竭者，舌必光绛。

（五）关中腹胀食难舒

右关虚，主脾胃虚弱。脾虚不运，致腹胀、食谷不化、下利等。如《素问·脉要精微论》曰："胃脉实则胀，虚则泄。"

左关虚为肝气虚衰。肝其政舒启，其德敷和，主春生升发之气。此气一虚，则周身气机萧索，出现胁胀、脘满、懈怠、食谷不馨、头昏等症。

（六）骨蒸痿痹伤精血，却在神门两部居

神门指两尺脉。尺脉虚主肾虚不足。肾虚，又有肾阴虚、肾阳虚、肾阴阳两虚、肾气虚、肾精虚之不同。其临床表现有相同的一面，又有不同的一面，难以截然区分。它们的共同表现为腰酸膝软、头晕耳鸣、遗精滑泄等。

除上述共同症状外，肾阴虚者，有骨蒸潮热、五心烦热、失眠、盗汗、遗精、早泄等虚热的表现。

肾阳虚者，有肢冷畏寒、腰膝酸冷、萎靡蜷卧、阳痿滑精、溲便不禁等虚寒表现。

肾阴阳两虚者，则肾阴、肾阳虚的症状并见；肾气虚者，具有肾虚的表现，又无明显寒热症状。

肾精虚者，侧重肾的一些基本功能衰减，如生长发育迟缓、智力低下、耳目不聪、骨痿不立、精稀清冷、艰嗣不孕等。

前已述及，凡气血阴阳虚衰，均可出现虚脉，故肾之阴阳气血（精）虚，同样可导致两尺脉虚。肾阴虚，则出现骨蒸劳热；肾气虚或肾阳、肾精虚，则出现痿痹的表现。此即"骨蒸痿痹伤精血"之意。

至于如何区分肾阴、肾阳、肾精、肾气虚，还要结合神、色、形、症、舌等综合分析判断。

八、实脉

【原文】

实（阳）

实脉，浮沉皆得，脉大而长微弦，应指愊愊然。（《脉经》）

愊愊，坚实貌。《脉诀》言，如绳应指来，乃紧脉，非实脉也。

［体状诗］

浮沉皆得大而长，应指无虚愊愊强，热蕴三焦成壮火，通肠发汗始安康。

［相类诗］

实脉浮沉有力强，紧如弹索转无常。须知牢脉帮筋骨，实大微弦更带长。

浮沉有力为实。弦急弹指为紧。沉而实大，微弦而长为牢。

［主病诗］

实脉为阳火郁成，发狂谵语吐频频。或为阳毒或伤食，大便不通或气疼。

寸实应知面热风，咽疼舌强气填胸。当关脾热中宫满，尺实腰肠痛不通。

经曰：血实脉实。曰：脉实者，水谷为病。曰：气来实强，是谓太过。《脉诀》言尺实小便不禁，与《脉经》尺实小腹痛、小便难之说相反。洁古不知其谬，诀为虚寒，药用姜附，愈误矣。

【解索】

［体状诗］

（一）浮沉皆得大而长，应指无虚愊愊强

典型的实脉，是浮中沉三部皆大而长，搏指有力。但有些实脉，并不很典型，或浮取不著，中取沉取时大而有力；或脉大而有力，并不长；或浮中沉皆有力，但不甚大，此皆可归于实脉。所以，实脉的主要特征是按之有力。凡沉取有力者，绝大多数属实脉、实证。所以说绝大多数而不言全部，是因为过于强劲搏指的脉是无胃气的表现，不属实，而属极虚，是真气外泄。

（二）热蕴三焦成壮火，通肠发汗始安康

外感热病脉实，属三焦热盛，或通腑逐热，或发汗祛邪，或汗下并用，表里双解，或清热泻火解毒。然同为热盛脉实，何时当汗，何时当下，何时当清，必须辨析清楚，不可含混。

若脉沉实、舌苔老黄、腹胀满疼痛拒按、大便硬或热结旁流者，始可用下法逐其热结。此即《伤寒论》第 394 条："脉沉实者，以下解之。"

若热邪弥漫而未结实者，当清热泻火解毒。若表邪闭郁，寒热无汗，头身疼痛而脉实者，当予汗解。

若表里之热俱盛，可双解之。然热盛而脉已成实脉者，单纯用汗法者寡，因脉实里热已盛，单用汗法未必妥当。

内伤杂证中，亦常见实脉。这种实脉，就比较复杂，有的属实证，有的属虚证，或本虚标实。若脉实，舌红苔黄，确有热象可据者，则属火热亢盛之实证，当清热泻火。

若脉虽实而舌不红，苔不黄，无热象可凭者，可因痰浊、瘀血、食积、气逆等因素所造成。因邪气盛，正气奋与邪搏，故可见实脉。

但在有些情况下，实脉反主正气虚，如胃气虚衰，真气外泄，脉强劲搏指，失却冲和之象。如《伤寒论》第 319 条："伤寒下利日十余行，脉反实者死。"此实非邪实，若果为邪实下利，未至于死。

仲景以非常肯定的语气指出此为死证，则此实脉当为胃气败。脾肾虚，冲气上逆，或夹胃气、肝气，一并上逆，脉亦可实。阴虚阳亢者亦可呈现实脉，此时的实脉主虚，不可误予攻伐。

[相类诗]

（一）实脉浮沉有力强，紧如弹索转无常

实脉，浮沉皆大而有力，紧亦有力。但紧脉不似实脉大，且状如牵绳，左右弹指，应指无常。

（二）须知牢脉帮筋骨，实大微弦更带长

牢与实，皆大而长，搏指有力。但牢居沉位，按至筋骨乃得；实则浮中沉三候皆见。若将牢脉视为沉实之脉，未尝不可。

[主病诗]

（一）实脉为阳火郁成，发狂谵语吐频频

实为阳脉，主火热郁结于里，蒸迫气血，搏击于脉，乃成实脉。但火郁之脉，多为沉实，或沉而躁急之脉。因其郁也，郁乃气机郁滞不通之谓。既然气机郁滞，气血不得外达，故脉沉。热邪闭伏于内，激迫气血，奔冲激荡，故脉躁急。

热伏于内而攻冲，攻于心则心神乱，致谵语狂躁；攻于胃，则胃气逆，呕吐频频。

（二）或为阳毒或伤食，大便不通或气疼

阳毒，即火热成毒。毒者，害人之甚也。火热亢极，害人颇甚，乃称阳毒。阳毒可迫血妄行而发斑，上灼于咽而喉烂，蒸腐气血而为疮疡。热结于里而大便不通、疼痛。脉实，亦可由食积壅塞、气机亢逆而形成。

（三）寸实应知面热风，咽痛舌强气填胸

寸实，为上焦热盛，或气逆壅塞于胸。上焦热盛，可见面热、咽病，或晕眩而风动。

舌强，是舌体僵硬，语言謇涩不清。心开窍于舌，上焦热盛，烁液成痰，痰热闭阻心包，可见躁狂、谵语、昏愦；痰热阻于舌本，则舌强、舌謇。

内伤杂病中，寸口脉实，可由气逆于上，填塞于胸，出现胸闷、胸痛、呼吸不利等症。若气逆夹痰阻塞舌本，亦可见舌强语謇、眩仆等症。

（四）当关脾热中宫满

左关脉实，为肝热盛，或肝气逆。症见头晕、头痛、目赤、耳鸣、两胁胀痛，甚或肝热生风。右关实，主脾胃热盛，或食积、气壅、胃家实。症见脘腹胀满疼痛、嗳呃、吞酸、呕吐等。

（五）尺实腰肠痛不通

尺主下焦，包括肾、大小肠、膀胱、女子胞。脉实则邪实，邪实阻遏气机，不通而痛，故或为腰痛，或为小腹痛，或为下肢痛。大肠不通则便结或下利；小肠不通则为淋涩而痛或癃闭。

平脉辨证脉学心得（第二版）

九、长脉

【原文】

长（阳）

长脉，不大不小，迢迢自若。（朱氏）如揭长竿末梢为平；如引绳，如循长竿，为病。（《素问》）

长有三部之长，一部之长，在时为春，在人为肝。心脉长神强气壮，肾脉长蒂固根深。经曰：长则气治，皆言平脉也。

[体状相类诗]

过于本位脉名长，弦则非然但满张。弦脉与长争较远，良工尺度自能量。（实、牢、弦、紧，皆兼长脉）

[主病诗]

长脉迢迢大小匀，反常为病似牵绳。若非阳毒癫痫病，即是阳明热势深。（长主有余之病）

【解索】

[体状相类诗]

（一）过于本位脉名长

长脉过于本位，上过于寸，下过于尺。若仅上部长，名之曰溢；若仅下部脉长，名之曰覆。关脉位居寸尺之间，上则为寸，下则为尺，无所谓过于本位，故关脉无长。

平脉之长，当迢迢自若，如揭长竿之末梢，悠扬而长。病脉之长，长而搏指有力，如循长竿，坚挺而长。

（二）弦则非然但满张

弦虽然也长，但其状如张满之弓弦，不似长脉之迢迢自若，舒缓悠扬。

（三）弦脉与长争较远，良工尺度自能量

弦虽亦长，但其长不如长脉之长。长脉的主要特征是长，而弦脉的主要特征是弦直如弓弦。

（一）长脉迢迢大小匀

常脉之长，当迢迢自若，大小均匀，不疾不徐。强壮高大、气血旺盛之人，其脉可长。此即《内经》所云："长则气治。"

春脉可长，以春为阳气升发之时，气张而脉长。肝应春，其政舒启，肝之平脉可长。《诊家正眼》曰："长而和缓，即含春生之气，而为健旺之征。"

（二）反常为病似牵绳

病脉之长，当长而搏指，缺乏悠扬舒缓之象，如循长竿。造成病脉之长的原因，多为邪热蒸迫及气机亢逆。

1. 主肝病

肝气亢逆，气血随之而逆，则脉来搏坚而长。如《素问·平人气象论》曰："病肝脉来，盈实而滑，如循长竿，曰肝病。"其症可见头晕、头痛、耳鸣、目眩、胁下胀痛，甚或动风、眩仆等。

2. 阳热亢盛

阳热盛，则激荡气血，搏击于脉而长。阳热的形成，可由于六气化火、五志化火，以及气血痰食蕴久化热。虽脉皆长而亢盛，但由于致病因素不同，其症有别，临床当须分辨。

3. 阴证见长脉

阴证渐见脉长，乃正气来复、阴证转阳、向愈之征。如《伤寒论》第274条："太阴中风，四肢烦疼，阳微阴涩而长者，为欲愈。"长为阳脉，故知欲愈。

（三）若非阳毒癫痫病，即是阳明热势深

长脉可由热盛所致。热盛而为阳毒发斑、吐衄、疮疡、溃烂等。痰热扰乱神明而为癫痫狂乱等。阳明热盛脉长，可呈阳明经热，亦可为阳明腑实。

平脉辨证脉学心得（第二版）

十、短脉

【原文】

短（阴）

短脉，不及本位。（《脉诀》）应指而回，不能满部。（《脉经》）

戴同父云：短脉只见尺寸，若关中见短，上不通寸，下不通尺，是阴阳绝脉，必死矣。故关不诊短。黎居士云：长短未有定体，诸脉举按之，过于本位者为长，不及本位者为短。长脉属肝，宜于春。短脉属肺，宜于秋。但诊肝肾，长短自见，短脉两头无，中间有，不及本位，乃气不足以前导其血也。

［体状相类诗］

两头缩缩名为短，涩短迟迟细且难。短涩而浮秋喜见，三春为贼有邪干。（涩、微、动、结皆兼短脉）。

［主病诗］

短脉唯于尺寸寻，短而滑数酒伤神。浮为血涩沉为痞，寸主头疼尺腹疼。（经曰：短则气病，短主不及之病）

【解索】

［体状相类诗］

（一）两头缩缩名为短

短脉之象，寸尺皆短缩，不及本位。

（二）涩短迟迟细且难

涩脉亦短。然涩脉的主要特征是脉之振幅小，往来艰难，指下有不能充分鼓搏之感。至于细迟短，并非涩脉必有之特征。

（三）短涩而浮秋喜见

秋之常脉浮而短涩。肺应秋，故肺之平脉亦浮而短涩。秋气应敛肃，人亦应之，气血内敛，不能充分充盈鼓荡血脉，故脉见短，此乃平脉。

（四）三春为贼有邪干

肝王于春，脉应弦长，以春乃阳气升发之时。若春反见短脉，乃金乘木。从所不胜来者为贼邪，故曰："三春为贼有邪干。"

[主病诗]

（一）短脉唯于尺寸寻

短脉乃尺寸两头不及本位而短缩。

关于短脉形成的机制，《素问·脉要精微论》曰："短则气病。"滑伯仁曰："气不足以前导其血也。"致脉道不畅而脉短。

气病，可分为虚实两类：一类是气虚，无力前导其血而充盈鼓荡血脉，致脉短；一类是气郁邪阻气机不畅，气不能前导其血而充盈鼓荡血脉，致脉短。由此可知，短脉主病亦分虚实两类。

1. 气虚

气虚者，既无力鼓荡血脉，又无力帅血以充盛血脉，致脉短细。其短，乃因虚所致，必短而无力。

2. 阳虚

阳虚者，无力鼓荡血脉，致脉短细。如《伤寒论》第 211 条："发汗多，若重发汗者，亡其阳，谵语，脉短者死。"此即阳虚而脉短。其短，当微细而短。

3. 气郁

导致气郁，可因七情所伤，亦可因于痰饮、食积、瘀血、火郁等邪气壅遏，阻滞气机，气血不能充盈鼓搏于脉而脉短。其短，乃因邪实气郁所作，必短而有力。杨仁斋曰短脉："无力为气虚，有力为壅，阳气伏郁不伸之象。"

（二）短而滑数酒伤神

饮酒无度，则湿热内生。湿热阻遏气机，则气不能前导其血而脉短，湿遏热伏，热迫于内而滑数，故脉短而滑数。

（三）浮为血涩沉为痞

"血涩"，是指阴血枯涩，而不是血瘀涩。血亏则气无所倚而脉浮，血枯涩而不能充分充盈于血脉，故脉短。

痞乃气机滞塞而痞结不通。气滞不能导其血前行，故脉短。

（四）寸主头疼尺腹疼

寸短无力者，气血不能上荣，头痛属虚。寸短而沉取涩滞有力者，为气塞，经络不通，气血被遏而不能达于上，头痛属实。

尺短，亦以按之有力、无力分虚实。虚者，气血不荣而腹痛；实者，气血不通而腹痛。头疼腹疼，只是例举而已，他处亦可疼，理出一辙。

十一、洪脉

【原文】

洪（阳）

洪脉，指下极大。（《脉经》）来盛去衰。（《素问》）来大去长。（通真子）

洪脉在卦为离，在时为夏，在人为心。《素问》谓之大，亦曰钩。滑氏曰：来盛去衰，如钩之曲，上而复下。应血脉来去之象，象万物敷布下垂之状。詹炎举言如环珠者非。《脉诀》云，季夏宜之，秋季、冬季，发汗通阳。俱非洪脉所宜，盖谬也。

[体状诗]

脉来洪盛去还衰，满指滔滔应夏时。若在春秋冬月分，升阳散火莫狐疑。

[相类诗]

洪脉来时拍拍然，去衰来盛似波澜。欲知实脉参差处，举按弦长幅幅坚。（洪而有力为实，实而无力为洪）

[主病诗]

脉洪阳盛血应虚，相火炎炎热病居。胀满胃反须早治，阴虚泄痢可踌躇。

寸洪心火上焦炎，肺脉洪时金不堪。肝火胃虚关内察，肾虚阴火尺中看。

洪主阳盛阴虚之病，泄痢、失血、久嗽者忌之。经曰："形瘦脉大多气者死。"曰："脉大则病进。"

【解索】

［体状诗］

（一）脉来洪盛去还衰

洪脉浮大有力，按之稍减，如洪波涌起，来时盛大，去时势衰。

（二）满指滔滔应夏时

洪脉指下扪之盛满，如滔滔之洪波。洪脉应于夏，夏季则气隆盛，人亦应之，故脉洪。心属火，通于夏，故心之常脉洪。《素问·玉机真脏论》曰："夏脉者心也，南方火也，万物之所以盛长也，故其气来盛去衰，故曰钩。"

洪脉古称钩。关于钩的含义是什么？有人将其比作衣之钩，弯曲之状；有人譬为夏季，万物敷布下垂之状。遍查各书，仍未悟彻其意。余意度之，洪脉盛大，状如洪波涌起，波涛奔涌之时，浪头前曲，其状如钩。是知以钩喻洪，言其势盛大，其形如钩。

洪脉来盛去衰。来盛之状，容易领会；去衰则难以揣摩。脉去之时，相当心搏之舒张期，此时脉力皆衰，非独洪脉。所以，去衰乃诸脉所共有，不是洪脉独具的特征。

医家皆以洪为大。丹溪曰："大，洪之别名。"仔细揣度，大脉强调脉体阔；而洪脉虽亦大，但强调其涌盛之势，二者尚有差别。而且从病理意义上分，洪脉主要是热盛，而大脉主要反映邪盛，故大为病进。所谓邪盛，即除热盛以外，还包括其他邪气。

（三）若在春秋冬月分，升阳散火莫狐疑

洪脉乃夏季之脉，因阳气盛于外所致。若在春秋冬月见洪脉，为非时之脉。春季阳气始萌而未盛，秋季肃杀之令已行，冬日阳气敛藏，脉皆不应洪。洪主热盛，若非其时而见之，乃热盛，法当清之。若予"升阳散火"，使火热升腾燔灼，势成燎原，乃原则性错误。

升阳散火法所治之洪脉，乃饮食劳倦伤脾，脾气下陷，阳气不能生发，阴火内炽而上乘，其脉乃洪。其洪，当按之不足，兼见畏寒自汗、少气声怯、懒倦、嗜卧、恶寒不渴等。此即东垣所说之"内伤发热"，其脉

洪大而头痛。治以辛甘升阳健脾。脾之清阳升发，上乘之贼火才能敛降。若误以为实热，妄施寒凉，戕伐脾胃，元气更伤，阴火愈炽，必以甘温除之。

[相类诗]

（一）洪脉来时拍拍然，去衰来盛似波澜

洪脉来时盛大，如浪涛拍指，脉至如波澜涌起，脉去恰似波涛之回落。

（二）欲知实脉参差处，举按弦长愊愊坚

实脉亦大，与洪相类。不同点在于，实脉浮中沉三部皆大而弦长有力；洪脉其力逊于实脉，且按之力减。

愊，《说文通训定声·颐部第五》：愊，假借为腹，犹郁结也。

[主病诗]

（一）脉洪阳盛血应虚

洪脉主阳盛，亦主正虚。

1. 热盛

外邪入里化热，或七情郁而化火，或痰饮、湿浊、食积、瘀血蕴而化热。热盛，蒸迫气血，激荡血脉而脉洪。症见壮热、烦渴、大汗，或出血、疮疡等。《难经·十四难》曰："脉洪大者，苦烦满。"《伤寒论》第26条："服桂枝汤，大汗出后，大烦渴不解，脉洪大者，白虎加人参汤主之。"《金匮要略·疮痈肠痈浸淫病脉证并治》："脉洪数者，脓已成。"

"血应虚"：血为阴，阳盛则阴病。脉洪大者，阳热亢盛，伤津耗液，灼伤阴血，皆属"血应虚"范畴。阴阳是相互制约的，此长彼消，此消彼长。临床当见到阳盛之脉时，也要考虑阴虚的一面；当见到阴盛的脉时，也要想到阳虚的一面。此即"从阳求阴，从阴求阳"。

2. 气虚

饮食劳倦伤脾，脾胃虚弱，阴火上冲而脉洪。《脾胃论·卷中》："脾证始得，则气高而喘，身热而烦，其脉洪大而头痛。"此洪当沉而无力，以甘温除大热法治之。

3. 阴虚

阴虚不能内守，阳浮于外而脉洪；或阴竭于下，阳越于上，阳脉洪大，阴脉沉细。阴虚阳浮者，舌当光绛无苔。

4. 阴寒内盛

阳气衰微，阴寒内盛，格阳于外而脉洪。此洪也，必沉取无力，舌胖淡。

5. 虫扰

蛔虫扰动气血，气血逆乱，腹疼呕吐，脉亦可洪。《金匮要略·趺蹶手指臂肿转筋阴狐疝蛔虫病脉证治》曰腹痛有虫："其脉当沉若弦，反洪大，故有蛔虫。"

（二）相火炎炎热病居

相火炎炎，主要指肝肾之相火。阴虚不能制阳，相火妄动；阳衰阴寒内盛，龙雷之火升腾，亦属相火妄动。相火动，激迫气血奔涌，脉皆可洪。此洪，当按之无力。阴虚相火动者，舌多光绛无苔，阴寒内盛相火动者，舌当淡胖。

"热病居"：热病一词，一般理解为外感实热证，不包括内伤虚热者。若将"热病"与"相火炎"连读，则此相火，当指厥阴心包及少阳三焦、胆之相火，此相火为实热。治当清泄。

（三）胀满胃反须早治

脉洪兼胸腹胀满，胃反呕吐，亦有虚实之分。实热盛者，干忤气机而胀满，胃热格拒而胃反，其洪当按之有力。胃气衰，真气已呈外越之势，胀满胃反者，其洪当按之无力。

（四）阴虚泄痢可踌躇

阴虚而脉洪者，是阴不制阳，阳气浮越。凡久嗽、失血、泄痢、久病之人见阴虚脉洪，均非吉兆。

泄痢不止而阴伤，或禀赋阴虚复又泄痢，阴伤不能制阳而脉洪者，养阴乃增滑泄，分利则更伤阴，证情棘手，治疗颇费踌躇。当予酸甘佐以咸寒法治之。

（五）寸洪心火上焦炎

寸洪为上焦热盛，其热亦有虚实之分，寸洪当有虚实之别。

左寸为人迎，属心。左寸洪而有力，属心经实热，治当清心泻火；左寸洪而无力，属心经虚热。心经虚热，往往因肾水亏，不能上济心火所致，治当滋阴降火，或泻南补北。

（六）肺脉洪时金不堪

右寸为气口，属肺。洪为火热亢盛。火能烁金，肺金不堪其凌，而为咳喘、咯血、肺痨等。

左右寸虽分属心肺，但不可胶柱，临床尚须结合症状，以确定病位。

（七）肝火胃虚关内察

左关属肝，右关属胃。关洪有力为实热，或气郁化火；关洪无力为正虚。

（八）肾虚阴火尺中看

尺脉洪，若洪而不任重按，又表现肾经的症状，则或为肾水亏，水中相火燔灼，或肾阳衰惫，龙雷火动。若尺脉洪而按之有力，属下焦实热，或在大肠、小肠，或在膀胱血室，当结合临床表现来判断。

十二、微脉

【原文】

微（阴）

微脉，极细而软，按之如欲绝，若有若无。（《脉经》）细而稍长。（戴氏）

《素问》谓之小。又曰：气血微则脉微。

［体状相类诗］

微脉轻微瀱瀱乎，按之欲绝有如无。微为阳弱细阴弱，细比于微略较粗。

轻诊即见，重按如欲绝者，微也。往来如线属常有者，细也。仲景曰：脉瀱瀱如羹上肥者，阳气微；萦萦如蚕丝细者，阴气衰。长病得之死，卒病得之生。

[主病诗]

气血微兮脉亦微，恶寒发热汗淋漓。男为劳极诸虚候，女作崩中带下医。

寸微气促或心惊，关脉微时胀满形。尺部见之精血弱，恶寒消疸痛呻吟。

微主久虚血弱之病，阳微恶寒，阴微发热，《脉诀》云崩中日久肝阴竭，漏下多时骨髓枯。

【解索】

[体状相类诗]

（一）微脉轻微瀡瀡乎，按之欲绝有如无

微见浮位按之微弱欲绝，似有似无，如羹上之肥者。

（二）微为阳弱细阴弱，细比于微略较粗

微当浮取而见，细弱无力，按之欲绝。细脉脉位不定，浮中沉皆可，体细，但较微脉略粗，脉力强于微脉，可有力，亦可无力，但微脉笃定无力。

[主病诗]

（一）气血微兮脉亦微，恶寒发热汗淋漓

气血微弱，则无力充盈鼓荡血脉，致脉微。《金匮要略·水气病脉证并治》："微则无胃气。"《金匮要略·呕吐哕下利病脉证治》："微则无气。"气虚血弱，腠理不固，风邪易入而恶寒发热，津液外泄而汗出淋漓。

阳虚无力鼓荡血脉，脉亦可微，症见畏寒、肢厥、萎靡蜷卧、吐利胀满等，少阴病中恒多见之。如《伤寒论》第 281 条曰："少阴之为病，脉微细，但欲寐也。"《伤寒论》第 286 条："少阴病，脉微，不可发汗，亡阳故也。"

久病脉微，概作虚治，新病邪去正虚未复而脉微，为欲愈之兆。《伤寒论》第 287 条："少阴病脉紧，至七八日，自下利，脉暴微，手足反温，脉紧反去者，为欲解也，虽烦下利，必自愈。"《伤寒论》第 245 条："脉阳微而汗出少者，为自和也。"《金匮要略·呕吐哕下利病脉证治》："脉微弱数者为欲自止，虽发热不死。"当然，此种脉微，未必都是浮细无力之微脉，亦可指脉见和缓或缓弱之脉，此皆为邪去正气未复，乃向愈之征。

或问，微脉主实证吗？《脉理求真》曰："然有痛极脉闭，脉见沉伏。若以微为虚象，不行攻发，何以通邪气之滞耶？"《金匮要略·腹满寒疝宿食病脉证治》亦有："寸口脉浮而大，按之反涩，尺中亦微而涩，故知有宿食，大承气汤主之。"以此看来，似乎微为邪阻，亦主实证。余以为不然。上述之微脉，沉取而见，实乃沉伏、沉涩之脉，并非浮细无力之微脉。景岳云，微脉"当概作虚治"，诚有见地。

（二）男为劳极诸虚候，女作崩中带下医

男子见微脉，为诸虚劳极；女子见微脉，乃正虚不固，而为崩中带下诸证。

（三）寸微气促或心惊

寸主上焦，心肺所居。肺气虚，奋力呼吸以自救，故气促；心之气血虚，神无所倚而惊怵不宁。

（四）关脉微时胀满形

关主中焦，脾胃肝胆所居。脾胃气虚则脘腹胀，肝气虚则胸胁满。

（五）尺部见之精血弱，恶寒消疝痛呻吟

尺部脉微，可见于肾阳、肾气、肾精虚。肾阳虚则恶寒肢冷。"消"乃肾消，由肾气虚所致。"疝"乃女劳疝，为肾之精气衰惫。阳虚阴寒内盛，筋脉失于温煦而拘急，致使少腹或睾丸或腰腿疼痛而呻吟。

十三、紧脉

【原文】

紧（阳）

来往有力，左右弹人手。（《素问》）如转索无常。（仲景）数如切绳。

（《脉经》）如纫算线。（丹溪）

紧乃热为寒束之脉，故急数如此，要有神气，《素问》谓之急。《脉诀》言寥寥入尺来。崔氏言如线，皆非紧状。或以浮紧为弦，沉紧为牢，亦近似耳。

[体状诗]

举如转索切如绳，脉象因之得紧名。总是寒邪来作寇，内为腹痛外身疼。

[相类诗]

见弦、实。

[主病诗]

紧为诸痛主于寒，喘咳风痫吐冷痰。浮紧表寒须发越，沉紧温散自然安。

寸紧人迎气口分，当关心腹痛沉沉，尺中有紧为阴冷，定是奔豚与疝痛。

诸紧为寒为痛，人迎紧盛伤于寒，气口紧盛伤于食，尺紧痛居其腹。中恶浮紧，咳嗽沉紧，皆主死。

【解索】

[体状诗]

（一）举如转索切如绳，脉象因之得紧名

紧脉浮取如绳索之转动，按之如绳索之绷紧有力，因而命之曰紧脉。

紧脉之象，往来有力，如转索无常，左右弹指。所谓"如转索"，是指数股拧在一起的绳子，状如麻花，有凹有凸。当绳索转动而前时，凹凸交替更换，凸处或转于左侧，或转于右侧，切之脉不恒在一处搏动。好像单数脉搏击于切脉手指靠指尖一侧，双数脉搏击于切脉手指靠近手掌一侧，有左右交替弹指之感。所以古人譬之曰"切绳""转索""左右弹人手"。至于"如纫算线"，指竹算纵横交错编织，摸之凹凸交替而现，亦如转索无常。紧脉可见于浮位，亦可见于沉位，其至数不拘，或数或不数。因寒主收引，故脉体一般不大，或竟偏细。其象如切绳，故脉多长而不短绌。

平脉辨证脉学心得（第二版）

（二）总是寒邪来作寇，内为腹痛外身疼

脉紧，乃经脉拘急之象。经脉之柔，必须阳气之温煦、阴血之濡养。阳气或阴血不足，经脉失于温煦濡养，可致脉拘急而紧。若寒盛或邪阻，致阳气、阴血不能达于经脉，亦可致经脉拘急而紧。二者一虚一实，以沉取有力无力分之。

紧脉主寒，为诸寒收引之象。寒性凝泣收引，脉绌急而紧。气血奔迫搏击，左冲右突，致脉如转索无常，左右弹指。

寒袭于表，则表之经脉气血为寒邪所束而不通。不通则痛，故外为头痛、身痛、骨节烦痛等症。外寒束表，经脉拘急而脉紧。

阳虚者，经脉失于温煦而拘急，亦可脉紧。如《伤寒论》第 283 条："病人脉阴阳俱紧，反汗出者，亡阳也，此属少阴。"

邪阻阳气，阴血不能达于经脉者，脉亦可失于温煦、濡养拘急而紧。《金匮要略·腹满寒疝宿食病脉证治》："脉紧大而迟者，必心下坚。脉大而紧者，阳中有阴，可下之。""脉紧如转索无常者，有宿食也。"《伤寒论》第 135 条："伤寒六七日，结胸热实，脉沉而紧，心下痛，按之石硬者，大陷胸汤主之。"上述皆因邪阻而脉紧者。

阴血不足者，亦可因经脉失于阴血濡养拘急而紧。如《伤寒论》第 86 条："衄家不可发汗，汗出必额上陷，脉急紧，直视不能眴，不得眠。"

[主病诗]

（一）紧为诸痛主于寒

紧脉主寒。其痛也，皆因寒性凝泣，气血不通使然。

（二）喘咳风痫吐冷痰

喘咳，乃肺气上逆所致。风寒外束，肺失宣降，肺气上逆而为咳喘。其咳喘也，当伴恶寒无汗、头身痛等表实证。其脉，或浮或沉，必紧而有力。即使为沉紧之脉，因伴有表实证，故仍以表寒看待。

若沉紧按之不实或无力者，则为虚寒，阳虚水泛，水饮凌肺，肺气不降而咳喘。肺为水之上源，津液不得敷布，聚而为痰饮。若沉紧有力而咳喘吐冷痰，当为里之寒实。

风痫：乃痫之一种。《圣济总录·卷十五》："风痫病者，由心气不足，胸中蓄热，而又风邪乘之，病间作也。其候多惊，目瞳子大，手足颤掉，梦中叫呼，身热瘛疭，摇头口噤，多吐涎沫，无所觉知是也。"《证治准绳》："风痫，因将养失度，气血不和或厚衣汗出，腠理开舒，风邪因入之，其病在肝，肝主风。验其证，目青、面红、发搐。"上述之风痫，乃"心气不足，胸中蓄热"，或"将养失宜"，复又风邪因入而作。《濒湖脉学》所云之风痫，乃寒邪所致，似与上述不合。所以，风痫，当为风与痫二证。所谓风，乃寒邪引发之刚痉；痫，乃寒邪引发之阴痫。

痉乃筋之病也。筋之柔，赖阳气之温煦、阴血之濡润，二者缺一不可。阳气衰或阴血虚，皆可致筋失温煦濡润而拘挛为痉，此乃虚痉。若邪阻经脉，气血不达，筋失温煦濡养而为痉者，此为实痉。刚痉，乃寒客经脉，阻滞气血而发，故以葛根汤发散风寒。寒去脉畅而筋自柔，痉自止。

阴痫，乃阳虚阴盛，水泛为痰。痰动则蔽塞神明而昏厥时作，筋失温煦而搐搦。

（三）浮紧表寒须发散，沉紧温散自然安

浮紧当分虚实。若浮紧而按之有力者，属寒邪束表，治当辛温散寒。若脉虽浮紧，但按之不实者，则为里之虚寒，当予扶阳；即使兼有恶寒、无汗、头身痛等表寒证，亦当以阳虚外受寒邪看待，予扶正祛邪，扶阳温经佐以散寒，不可径予辛散，防其大汗亡阳。

脉沉紧者，亦当分虚实。沉紧按之有力，伴恶寒、无汗、头身痛者，乃寒袭于表，气机闭郁，气血不得外达而脉沉紧。虽沉，仍属表寒，不以里寒看待，当予辛温散寒。若沉紧有力，伴腹痛、吐利等症，而无恶寒、无汗、头身痛等表实证，乃寒客于里，当温散在里之寒邪。若沉紧无力，则为里虚寒，皆缘阳虚所致，当温热扶阳，不可误为表实证而辛散之。

（四）寸紧人迎气口分

所谓"人迎气口分"一是指人迎紧盛伤于寒，气口紧盛伤于食。其实伤寒，非独人迎紧盛，气口亦紧，而且非独寸脉紧，关尺亦紧。如《伤寒论》第3条："脉阴阳俱紧者，名为伤寒。"即左右、寸关尺俱紧。

伤食者，因宿食阻遏气机，经脉失于温煦濡养，致拘急而紧。《金匮要略·腹满寒疝宿食病脉证治》："脉紧如转索无常者，有宿食也。""脉紧，头痛风寒，腹中有宿食不化也。"若气机被宿食阻隔重者，气血行泣，脉亦可为涩。如《金匮要略·腹满寒疝宿食病脉证治》："人病有宿食，何以别之？师曰：寸口脉浮而大，按之反涩，尺中亦微而涩，故知有宿食，大承气汤主之。"宿食脉紧，亦非必限于右寸气口，亦可左右、寸关尺皆紧。至于哪部脉紧，要看宿食阻滞的部位和程度。

（五）当关心腹痛沉沉

心，指心下。关脉紧，见于中焦寒盛，阳虚，邪阻，阴阳不得升降，不通而痛。亦可因阳气不升，阴浊上踞清旷之野而胸痛。

（六）尺中有紧为阴冷，定是奔豚与疝痛

下焦阳虚或阴盛，厥气上逆而发奔豚；筋脉拘急而腹痛寒疝。疝字从山，言腹痛而起包块，如山状突起，如石之硬也，可见于阴股，也可见于小腹、大腹。

十四、缓脉

【原文】

缓（阴）

缓脉，去来小快于迟。（《脉经》）一息四至。（戴氏）如丝在经，不卷其轴，应指和缓，往来甚匀。（张太素）如初春杨柳舞风之象。（扬玄操）如微风轻飐柳梢。（滑伯仁）缓脉在卦为坤，在时为四季，在人为脾。阳寸、阴尺，上下同等，浮大而软，无有偏盛者，平脉也。若非其时，即为有病。缓而和匀，不浮、不沉、不疾、不徐、不微、不弱者，即为胃气。故杜光庭云：欲知死期何以取，古贤推定五般土。阳土须知不遇阴，阴土遇阴当细数。详《玉函经》。

[体状诗]

缓脉阿阿四至通，柳梢袅袅飐轻风。欲从脉里求神气，只在从容和缓中。

见迟脉。

［主病诗］

缓脉营衰卫有余，或风或湿或脾虚。上为项强下痿痹，分别浮沉大小区。

寸缓风邪项背拘，关为风眩胃家虚。神门濡泄或风秘，或是蹒跚足力迁。

浮缓为风，沉缓为湿，缓大风虚，缓细湿痹，缓涩脾薄，缓弱风虚。《脉诀》言：缓主脾热口臭、反胃、齿痛、梦鬼诸病。出自杜撰，与缓无关。

【解索】
［体状诗］

（一）缓脉阿阿四至通，柳梢袅袅贴轻风

缓脉来去徐缓，状如轻风吹拂柳梢，轻舒摇曳。

缓脉之象，当不浮不沉、不大不小、不疾不徐、不强不弱、悠悠扬扬、往来均匀。缓脉尤重在脉象，而不可呆板凭至数论。即使至数稍快或稍慢，其势轻舒和缓，即以缓论。若从容之象已失，纵然四至，亦非缓脉。

（二）欲从脉里求神气，只在从容和缓中

脉见雍容和缓之象，即脉有神、有胃气的表现。平人见之，为阴阳和调，正气充盛；即使患者，欲知正气的盛衰，亦当于脉中察其有无从容和缓之象。脉虽病，和缓之象仍在，谓胃气尚存、神气尚在；若和缓之象已失，则胃气已亡，神气已去。

［主病诗］

（一）缓脉营衰卫有余

伤寒中风脉缓，为风伤卫，卫强而营弱，营卫不和。

（二）或风或湿或脾虚

缓主风。风有内风外风之分。感受外风何以脉缓？因风为阳邪，阳盛

平脉辨证脉学心得（第二版）

则令经脉弛纵，故脉缓。其缓也，因气血受阳邪之鼓动而外趋，缓当兼浮。内风，可因脾虚气弱而作，即东垣所说的"正气自虚"，其缓当沉取无力。

缓主湿。湿性濡，易阻气机，气血运行徐缓，致脉缓。湿亦有内外之分，湿以脾胃为重心。外受湿邪，必有内湿相合。外湿、内湿虽然有别，然又密切相关。湿盛则脉缓且濡软，脾虚之缓，缓而无力。缓亦主热，热则经脉弛纵，故令脉缓，其缓兼长大。缓脉主湿、主脾虚、主风，人皆晓之，然缓主热，人所罕知，以脾虚治之误矣。

（三）上为项强下痿痹

项强，可因风所致，亦可因湿所致。项为太阳经所过，风邪客于太阳经，经脉不利，故项背强。湿阻经络，经气不利，亦可项强。《素问·至真要大论》："诸痉项强，皆属于湿。"

湿气下注，阻滞经络，经脉不通而为痹。此为湿痹、着痹。若因湿气下注，筋脉弛纵，则发为痿，轻者足软无力，步履蹒跚。《素问·生气通天论》曰："因于湿，首如裹，湿热不攘，大筋软短，小筋弛长，软短为拘，弛长为痿。"

（四）分别浮沉大小区

浮缓为风，沉缓为湿，缓大为虚，亦主热，细缓为湿邪痹阻。

（五）寸缓风邪项背拘

风邪客于太阳经脉而项背拘急。

（六）关为风眩胃家虚

风眩，当分看。风指风证，眩指眩晕。

风有内风外风之分。外风所客，关脉可缓，为太阳中风。内风关缓，可因肝气虚、肝血虚、肝阳虚、脾气虚、脾阳虚，或水湿痰饮蔽阻清阳，或热邪蒸蒸而作，当参照其并发症状来判定。

眩属风，是风证的症状之一。致眩之因颇多，内伤外感皆可致眩。关脉缓而出现眩晕者，可见于外风所客，亦可因内风而发。

胃家虚，是指脾胃虚弱而脉缓，当缓而无力。

（七）神门濡泄或风秘

肾司二阴。尺缓为肾虚不固，则大便濡溏或泄泻。

风秘，是便秘的一种。因风邪客肺下传大肠而便秘；或因虚便秘而兼有风证者，皆称风秘。若将风秘分看，则为风证及便秘。分看则内容更广。

尺脉缓而见内风萌动者，可因肾气虚、肾阳虚、肾精虚而作，此即河间所说的"将养失宜"。

便秘，可因肾精亏，不能滋润大肠而便秘，亦可因于肾阳虚、肾气虚，推荡无力而便秘，尺脉皆可见缓。

（八）或是蹒跚足力迂

下肢无力，行走蹒跚而尺缓者，可因湿气下注，筋脉弛纵所致；亦可因肾虚，骨痿不立而足软蹒跚，甚则脊以代头，尻以代踵。

十五、芤脉

【原文】

芤（阳中阴）

芤脉，浮大而软，按之中央空，两边实。（《脉经》）中空外实，状如慈葱。

芤，慈葱也。《素问》无芤名。刘三点云：芤脉何似，绝类慈葱，指下成窟，有边无中。戴同父云：营行脉中，脉以血为形，芤脉中空，脱血之象也。《脉经》云：三部脉芤，长病得之生，卒病得之死。《脉诀》言，两头有，中间无，是脉断截矣。又言主淋沥，气入小肠。与失血之候相反，误世不小。

［体状诗］

芤形浮大软如葱，边实须知内已空。火犯阳经血上溢，热侵阴络下流红。

［相类诗］

中空旁实乃为芤，浮大而迟虚脉呼。芤更带弦名曰革，芤为失血革血虚。

[主病诗]

寸芤积血在于胸，关里逢芤肠胃痈。尺部见之多下血，赤淋红痢漏崩中。

【解索】

[体状诗]

（一）芤形浮大软如葱，边实须知内已空

芤脉之状，浮而大软，按之两边有而中间空，宛如指按慈葱。

"边实"，是指上下两边，还是左右两边？《脉理求真》《四诊抉微》《脉诀汇辨》等，皆引张路玉语："芤则如指着葱，浮取得上面之葱皮，却显得弦大；中取减小空中，按之又着下面之葱皮而有根据。"这是指上下两边。脉当中取时，已然中空无力；再按至沉候，只能更加无力，何以沉取反倒有力，这是不可能的。再者，脉的下边，贴近筋骨，按之较硬，根本无法在沉按较硬的感觉中，分出哪个是脉的底边，哪个是筋骨。试以葱管置于桌上，轻按触知葱管上部，重按至桌，扳硬之感中，已分不出葱管底部及桌面。

所以，两边，不是指脉的上下两边，而是脉的左右两边。边实中空，是指中取时的感觉，此时上部脉管已按下，搏指之力已减，现中空之感，而左右两边之脉管抗指之力尚强，显现"边实中空"的芤脉。

（二）火犯阳经血上溢，热侵阴络下流红

芤主火热迫血妄行之出血。火犯于上，则衄血、呕血、咯血；热犯于下则便血、溲血、崩漏等。血亡，脉道失充，故中空；气失依恋而浮越，故脉浮大，乃成芤脉。

出血有缓急之分，量有多寡之别。小量缓慢的反复出血，多呈细数、微细之脉，亦可见洪大、虚大的脉象。大量急性出血，多见洪大、虚大及革脉。笔者曾多次着意于大失血后，即刻诊患者的脉，未诊得典型的芤脉，倒多见数大或细数之脉。

[相类诗]

（一）中空旁实乃为芤

芤脉中空旁实。"旁"，就是指左右两旁。若上下两侧称上下两边犹可，但绝无称上旁下旁的。依此亦可知"两边"指左右两边。

（二）浮大而迟虚脉呼

芤、虚皆可浮大。虚脉浮大而无力之状，甚于芤脉，芤之浮大不及虚脉，且按之中空边实。

（三）芤更带弦名曰革

革乃弦芤相合的复合脉。轻取弦大有力，按之中空，形如鼓皮，中空外急。芤脉虽亦浮大，但按之软，无革脉绷急之感。

（四）芤为失血革血虚

芤与革皆主失血，故皆中空，气无依附而外越，故皆浮大。若亡血气亦伤，则鼓荡之力减，按之浮大而软，成芤脉；若虽亡血，但气尚盛，鼓荡有力，则浮大有力，成革脉。二脉意义相似，可归并为一种脉，亦未尝不可。

[主病诗]

（一）寸芤积血在于胸

积血，乃指瘀血。《脉诀》首先提出芤脉主瘀血，赞同者寥寥无几，多数医家持否定态度，甚至斥为"邪讹"。李士材对李时珍从"伪诀"之言，遗憾地说："以李时珍博洽明通，亦祖述其言为主病之歌，岂非千虑之一失乎。"

究竟芤脉是否主积血，笔者是倾向于肯定的，临床曾诊治过多例确诊为冠心病而属中医瘀血型者，两寸出现动脉，其中约半数独左寸动。症见心前区闷痛，常于夜间憋醒，以血府逐瘀汤加减获效。虽脉动非芤，但二者病理意义相通。芤为亡血气浮，动为阴虚阳搏。这种寸动可主瘀血，寸芤当亦可主瘀血。

血脱气浮而脉芤，易于理解。至于血瘀脉当涩，何以见芤？盖一则因

平脉辨证脉学心得（第二版）

瘀血不去，新血不生，新血不生而血虚，气失所依而浮越。再者，血瘀既久则化热，热动而气浮，故可造成脉芤。笔者虽未见到胸中积血而出现典型芤脉，但依动脉而据理推断，芤主积血不无道理，难怪有些医家亦持有肯定的态度。遽斥为"邪说"恐有偏颇之嫌。

（二）关里逢芤肠胃痈

关芤，为中焦失血。左关脉芤为肝血不藏，右关脉芤为脾血不摄。当然，亦依临床表现而断。

关芤主肠胃痈。气血为热所腐败而为痈脓，致血伤气无所依，且气为热邪逼迫而外浮，故成芤脉。尤其痈疡破溃后，气血大伤而气浮，乃呈关芤。

（三）尺部见之多下血，赤淋红痢漏崩中

尺芤，为阴虚阳搏，迫血妄行，故多下血，或为赤淋溲血，或为红痢便血，或为崩中。

十六、弦脉

【原文】

弦（阳中阴）

弦脉，端直以长。（《素问》）如张弓弦。（《脉经》）按之不移，绰绰如按琴瑟弦。（巢氏）状若筝弦。（《脉诀》）从中直过，挺然指下。（刊误）

弦脉在卦为震，在时为春，在人为肝。轻虚以滑者平，实滑如循长竿者病，劲急如新张弓弦者死。池氏曰：弦紧而数劲为太过，弦紧而细为不及。戴同父曰：弦而软，其病轻。弦而硬，其病重。《脉诀》言，时时带数，又言脉紧状绳牵，皆非弦象，今削之。

[体状诗]

弦脉迢迢端直长，肝经木王土应伤，怒气满胸常欲叫，翳蒙瞳子泪淋浪。

[相类诗]

弦来端直似丝弦，紧则如绳左右弹。紧言其力弦言象，牢脉弦长沉伏间。（又见长脉）

弦应东方肝胆经，饮痰寒热疟缠身。浮沉迟数须分别，大小单双有重轻。

寸弦头痛膈多痰，寒热癥瘕察左关。关右胃寒心腹痛，尺中阴疝脚拘挛。

弦为木盛之病，浮弦支饮外溢。沉弦悬饮内痛。疟脉自弦，弦数多热，弦迟多寒，弦大主虚，弦细拘急。阳弦头痛。阴弦腹痛。单弦饮癖，双弦寒痼。若不食者，木来克土，必难治。

【解索】

［体状诗］

（一）弦脉迢迢端直长，肝经木王土应伤

弦脉端直以长，气来轻虚而滑，宛如揭长竿之末梢，长而悠扬，弦而舒缓。

肝属木，木之升发、舒启、条达，必赖肾水之滋涵、肾阳之温煦、脾胃水谷精华之濡养。木旺土伤，可见四种情况：一是木亢乘土；二是土虚木乘；三是土郁导致木郁，五行中称为土侮木，四是胃气败，肝失冲和之象，弦劲搏指，如循刀刃之真脏脉。

（二）怒气满胸常欲叫，翳蒙瞳子泪淋浪

肝气亢逆，经脉不利而胸胁满，易怒叫詈。肝开窍于目，肝气郁而化火，上炎于目而生翳，蒙于瞳仁；或化生风火，迎风流泪等目疾。

［相类诗］

（一）弦来端直似丝弦

此言病脉之弦，脉来端直不柔，似绷直之丝弦，已失其冲和之象。

（二）紧则如绳左右弹

紧脉亦端直以长，且有左右弹指之感。

（三）紧言其力弦言象

紧脉如绷紧转动之绳索，脉来有力。弦脉重在挺然指下之形象。

（四）牢脉弦长沉伏间

牢脉弦长，脉位深伏。弦脉浮中沉皆可。

[主病诗]

（一）弦应东方肝胆经

肝胆在五行属木，应春，主春生之气，其政舒启，其德敷和。肝胆平脉为弦，四季中春脉弦。平脉之弦，弦而舒缓，如揭长竿之末梢。

（二）饮痰寒热疟缠身

病脉弦，为肝胆气血不和，失其冲和条达之象。肝胆气血不和，可分太过与不及两类。

太过者，脉弦而劲。可因情志怫郁，肝气亢逆而弦；邪客肝胆，邪盛气逆而弦；肝肾阴虚，肝木失涵，本虚标实，阳亢气升而弦；瘀血留止，气血互结，或成癥瘕，气机逆乱而弦。

不及者，可因脾胃虚及肾虚所致。脾胃虚者，生化不足，肝木失却饮食精华之濡养，出现肝气虚或肝血虚两种类型。肝气虚者，弦而无力；肝血虚者，弦细而无力。

肾阳虚，不能温煦于肝而肝寒者，脉当弦而沉紧，不任重按。肾水亏而肝木失涵者，脉当弦细而数，或出现本虚标实之弦大而劲的脉象。

痰饮何以脉弦？痰饮的产生，可因脾虚不能运化水湿而生；或因三焦气化不利，津液停蓄而成；或因阳虚水泛为痰饮等。痰饮阻滞，气机逆乱，脾胃不得淫精于肝，致使肝失冲和条达之性，经脉拘急而为弦。

寒热往来一症，原因固多，其脉弦者，可责之于胆，或责之于肝。胆主枢，乃阴阳出入之枢。伤寒之少阳证，皆云为半表半里证。所谓半表半里，不是个部位概念，而是个病理概念，为半阴半阳。三阳为表，三阴为里。少阳介于三阳与三阴之间。所以仲景六经排列顺序为太阳、阳明、少阳、太阴、少阴、厥阴。

若把少阳理解为部位概念，则太阳为表，阳明为里，少阳为半表半里，应介于太阳、阳明之间，六经排列顺序应改为太阳、少阳、阳明。这无疑否定了《伤寒论》。再者，少阳证已有正气虚弱、将入三阴的一面，正如《伤寒论》第 97 条所云："血弱气尽，腠理开，邪气因入。"故小柴胡汤中用人参与姜、草、枣，扶正以祛邪，复加半夏和其阴阳。其汗解的方式亦"蒸蒸而振"，属战汗之轻者。

少阳证为什么出现往来寒热？仲景云："邪正分争，往来寒热，休作有时。"正气已虚，无力与邪相争则寒，此即正邪之"分"；正气虽虚而未甚，蓄积而强，奋与邪争而热，此即正邪之"争"。争而未胜，未能祛邪外出，正气馁却，又出现正邪相分之寒象。交作不休，往来寒热。

少阳证何以脉弦？仲景曰："弦则为减。"所谓减，乃不足之意。少阳证出现弦脉，恰为正气不足，胆失饮食精微之濡养，经脉拘急而为弦。

肝虚亦可致寒热往来，对此张锡纯论述很精辟。肝为阴尽阳生之脏，肝虚，阳升不及，阴寒未尽，阴阳往复，寒热交作。肝虚而脉弦，因真气不足，经脉拘急而弦。其弦，当按之无力或兼迟。肝虚而作寒热，于更年期尤为多见，可参照乌梅丸方治之。乌梅丸乃治肝虚要方，惜皆以其为驱蛔之主方，乃小视其用也。

疟之往来寒热，因邪伏脊膂之内，阻隔表里之气，阳郁不能温煦于表而寒，阳郁而伸为热，致寒热交作。

（三）浮沉迟数须分别

诸家皆云："浮弦支饮，沉弦悬饮。"盖因饮为阴邪，阴盛则阳微，阳运不及，致经脉拘急敛束脉乃弦。支饮聚于心下，居于阳位，其位高，故而浮弦；悬饮结在胁下，居于阴位，其位卑，故而沉弦。验之临床，浮弦、沉弦的病理意义，远不限于支饮、悬饮。

弦乃拘敛之象，"弦为减"，为阳中伏阴之象，总由中气无权，阳运不及所致。所以，张路玉云："属邪盛而见弦者，十常二三；属正虚而见弦者，十常六七……但以弦多弦少，以证胃气之强弱；弦实弦虚，以证邪气之虚实。"

弦而兼浮者，约有三种情况：一是邪束于表，邪正相搏于外而脉浮，邪束经脉而为弦。二是见于温病中伏热外达少阳，里热外淫而脉浮；邪外达少阳，枢机不利而脉弦。三是正虚，正虚气浮而脉浮；阳运不及，经脉敛束而见弦，虽浮弦当按之无力。

弦而兼沉者，不外虚实两类原因。实者，邪阻气郁，气血不得外达而脉沉；经脉不畅脉为之弦。虚者，中气无权或阳运不及，无力推荡气血而脉沉，脉失温养，致拘敛而弦。

弦而兼迟者，亦可分虚实两类。正虚者，阳气不能温煦鼓荡故脉迟，经脉拘敛脉乃弦。实者，皆云"弦迟多寒"，寒性收引凝泣，故脉弦迟，理诚然也。但邪阻、气滞、热壅亦可致脉弦迟，皆因气机不利使然。

弦数者固多热，但因正虚而弦数者亦不乏例，凡阴阳气血虚者皆可致数，正气已然虚衰，则经脉失于濡润温养，脉弦乃理势然也。

弦脉为减，当着意领悟。临床尝见有些肝炎患者，头昏倦怠、胁胀脘满、食少脉弦，经年不愈，服药盈车，或疏肝理气，或清热解毒。当知肝主春生之气，阳气始萌而未盛，阳中伏阴，脉乃弦。肝之清阳欲升发条达，必赖脾胃水谷精微以濡养，肾阳以温煦，肾水以滋涵。妄予行气克伐，更损脾胃之气，寒凉清热，戕伤肝肾之阳，肝气何以升发，肝阳何以萌生。当温煦脾肾以补肝之阳、益肝之气，令其升发条达，诸症自除。

（四）大小单双有重轻

弦大，当察沉取有力无力，以别虚实。弦大按之有力者为实，多见肝气上逆；或本虚标实，肝阴不足而肝阳鸥张；或脾肾不足，冲气上犯。弦大而沉取无力为虚，为正气外浮。

脉弦而小，按之有力者，为气郁或邪阻，气机不畅，气血不达而弦小。脉弦小按之无力者为正虚不能充盈鼓荡。

脉有单弦、双弦。多数医家认为："单弦饮癖，双弦寒痼。"其实，饮与寒之分，不在脉单弦或双弦。饮与寒，皆为阴邪，悉因阳运不及而脉弦。是故，单弦亦主寒，双弦亦主饮。

弦之重轻，以分胃气盛衰，邪气之多寡。虽弦而不失和缓之象者，胃气尚强，邪气未甚。弦劲不柔者，胃气已衰，邪气恣肆。

（五）寸弦头痛膈多痰

寸弦，或为肝气上逆，上扰清空而头痛；或为正虚、邪阻，阳运不及，经脉拘束而头痛。胸膈属寸脉所主，痰饮为阴邪，阻遏气机，可使阳运不及而寸弦。

（六）寒热癥瘕察左关

左关主肝胆。邪入少阳，枢机不利而寒热；肝虚，阴阳胜复，亦寒热往来。癥瘕，乃气血夹痰，互相搏结而成，阻碍气机，阳运不及，故脉可弦。

（七）关右胃寒心腹痛

右关脾胃。弦见右关，乃木踞土位，为木克土。弦而有力者，为肝气横逆，克侮脾土；弦而不实者，为土虚木乘。脾虚，木陷土中，则疏泄失司，气机不畅而疼痛，或胸痛、心下痛，或腹中痛。

（八）尺中阴疝脚拘挛

尺弦为下焦阳虚不运，或邪阻、饮蓄。阴寒盛，发为寒疝，或拘挛转筋。

十七、革脉

【原文】

革（阴）

革脉，弦而芤。（仲景）如按鼓皮。（丹溪）

仲景曰：弦则为寒，芤则为虚，虚寒相搏，此名为革。男子亡血失精，妇人半产漏下。《脉经》曰：三部脉革，长病得之死，卒病得之生。

时珍曰：此即芤弦二脉相合，故均主失血之候。诸家脉书，皆以为牢脉，故或有革无牢，有牢无革，混淆不辨。不知革浮牢沉，革虚牢实，形证皆异也。又按《针灸甲乙经》曰：浑浑革革，至如涌泉，病进而危，弊弊绰绰，其去如弦绝者死。谓脉来混浊革变，急如涌泉，出而不反也。王贶以为溢脉，与此不同。

[体状主病诗]

革脉形如按鼓皮，芤弦相合脉寒虚。女人半产并崩漏，男子营虚或梦遗。

[相类诗]

见芤、牢。

【解索】

[体状主病诗]

（一）革脉形如按鼓皮，芤弦相合脉寒虚

革脉之形，乃弦芤相合，轻取弦大有力，按之中空，如按鼓皮，中空外急。《金匮要略·血痹虚劳病脉证并治》曰："脉弦而大，弦则为减，大则为芤，减则为寒，芤则为虚，寒虚相搏，此名为革。"后世皆宗仲景之说。

革脉何以中空？气血虚衰所致。由于失血不能充盈于脉，脉中无物，故按之空，此是造成革脉中空的原因之一。原因之二，阳气衰之于里，无力鼓搏血脉于内，致脉按之空豁。

革脉何以外急？乃气越于外，搏击于血脉，脉乃浮。其浮兼有绷急之感，缘于阳虚，温煦不及，因而形成浮大有力、按之中空的芤脉。

气何以外浮？其因有四，乃血虚、气虚、阳虚、阴虚所致。血虚者，气无所倚而外越，故脉革；阳虚者，阴寒内盛，阳浮于外，致脉革；气虚者，无力鼓搏于内，又不能固于其位，致气浮于外而为革；阴虚者，既不能充之于脉，又不能内守，致阳气浮越而为革。许多医家把革脉的意义局限于亡血，有失片面。仲景对革脉的病理意义做了精辟的论述。《金匮要略·惊悸吐衄下血胸满瘀血病脉证治》曰："寒虚相搏，此名为革，妇人则半产漏下，男子则亡血。"明确指出革主虚寒。虚，宜包括阴阳气血之虚；寒，乃指阳气虚所生之内寒。又指出革主亡血。亡血，亦当广义来看，包括亡阴、亡血、亡精及亡津液。所以把革脉局限于亡血，就过于狭窄。

（二）女人半产并崩漏，男子营虚或梦遗

阳虚不摄，气虚不固，阴血下脱而崩漏，梦遗。营血虚不能养胎，或气虚、肾虚而不能固胎，则为半产。

十八、牢脉

【原文】

牢（阴中阳）

牢脉，似沉似伏，实大而长，微弦。（《脉经》）

扁鹊曰：牢而长者肝也。仲景曰：寒则牢坚。有牢固之象。沈氏曰：似沉似伏，牢之位也。实大弦长，牢之体也。《脉诀》不言形状，但云寻之则无，按之则有。云脉入皮肤辨息难，又以牢为死脉，皆孟浪谬误。

［体状相类诗］

弦长实大脉牢坚，牢位常居沉伏间。革脉芤弦自浮起，革虚牢实要详看。

［主病诗］

寒则牢坚里有余，腹心寒痛木乘脾。疝癥瘕癖何愁也，失血阴虚却忌之。

牢主寒实之病，木实则为痛。扁鹊云：软为虚，牢为实。失血者，脉宜沉细，反浮大而牢者死，虚病见实脉也。《脉诀》言，骨间疼痛，气居于表。池氏以为肾传于脾，皆谬妄不经。

【解索】

［体状相类诗］

（一）弦长实大脉牢坚，牢位常居沉伏间

牢脉位居沉伏之间，其象为弦长实大而坚挺。

（二）革脉芤弦自浮起，革虚牢实要详看

革脉居于浮位，乃芤弦二脉相合，浮取大而有力，按之即感空豁，与牢脉之沉而弦长实大有别。

革脉主虚寒、亡血；牢脉主实，为有余之脉。

［主病诗］

（一）寒则牢坚里有余

诸医家论牢脉，皆云主寒实之病。《诊家正眼》曰："以其在沉分也，故悉属阴寒，以其形弦实也，故成为坚积。"若以其位沉而悉属阴寒，伏脉较牢位更沉，何以得主火郁？

阴寒内盛，固可脉牢，以寒性敛凝；坚积亦可致牢，以闭阻气机使然。牢脉的形成，不外气血不能畅达，故而脉沉伏。又因其按之有力，故多属

平脉辨证脉学心得（第二版）

邪实。

除阴寒坚积之外，亦主气塞、积热、顽痰、食积、瘀血等。只要是邪实闭塞气机，皆可出现牢脉。临床确有一些哮喘、冠心病、动脉硬化病者见牢脉，并非皆属阴寒之证。《四诊抉微》就提出了与诸家不同的看法，曰："牢为气结，为痛疝，为劳伤痿极，为痰实气促，牢而数为积热，牢而迟为痼冷。"这很有见解，不是人云亦云。

（二）腹心寒痛木乘脾

牢主心腹痛。因牢脉为邪实闭塞气机，不通则痛。不仅腹心可痛，胸胁肢体亦可痛。闭塞气机，可因于寒，此即"腹心寒痛"；亦可因于气结，如扁鹊曰："牢而长者肝也"，是指肝气的结滞、横恣，克侮脾土。《脉经》亦云："关脉牢，脾胃气塞。"气塞，就非必属寒，其他如食积、热结、瘀血、痰饮等，亦可造成气塞而腹心痛。

（三）疝癫瘕痕何愁也

疝，即疝，为疝之一种，多因寒而发，瘕痕阻遏气机，故脉牢。

（四）失血阴虚却忌之

牢不仅主实证，亦可见于极虚证。《诊家枢要》云："大抵其脉近乎无胃气者，故诸家皆以为危殆之脉。"当坚牢如石，按之如弹石，乃胃气败，为肾之真脏脉。

牢主邪实，失血阴虚之人见之，为正不胜邪，此与"脉大则病进"同义，故堪忧愁。

十九、濡脉

【原文】

濡（阴）即软字

濡脉，极软而浮细，如帛在水中，轻手相得，按之无有。（《脉经》）如水上浮沤。

帛浮水中，重手按之，随手而没之象。《脉诀》言，按之似有举还无，是微脉，非濡也。

131

[体状诗]

濡形浮细按须轻，水面浮绵力不禁。病后产中犹有药，平人若见是无根。

[相类诗]

浮而柔细知为濡，沉细而柔作弱持。微则浮微如欲绝，细来沉细近于微。

浮细如绵曰濡，沉细如绵曰弱，浮而极细如绝曰微，沉而极细不断曰细。

[主病诗]

濡为亡血阴虚病，髓海丹田暗已亏。汗雨夜来蒸入骨，血山崩倒湿侵脾。

寸濡阳微自汗多，关中其奈气虚何。尺伤精血虚寒甚，温补真阴可起疴。

濡主血虚之病，又为伤湿。

【解索】
[体状诗]

（一）濡形浮细按须轻，水面浮绵力不禁

濡脉脉象，浮细而软，不任重按，如水上之浮绵，柔软无力。

（二）病后产中犹有药

病后见濡，为邪气已退，正虚未复；产后见濡，乃气血耗损。虽正虚脉濡，犹可以药调理，未至危殆。

（三）平人若见是无根

脉之根有二说：一以尺为根，因尺主肾，肾乃生气之源，生命之本；一以沉为根，因沉以候肾、元气所系。平人，是指自觉无病之人。濡脉乃浮而柔细，按之即无，是长期暗耗，根本已衰，真气浮游于外，脉乃濡。枝叶虽茂，根本已离，无资生之源，恐不久于人世。

[相类诗]

（一）浮而柔细知为濡

濡脉，浮细而柔软，按之无力。

（二）沉细而柔作弱持

弱脉亦细而柔软无力，但位居沉候，浮取不见。

（三）微则浮微如欲绝

微脉亦浮细而软，较濡则更细、更无力，按之欲绝。

（四）细来沉细近于微

细脉的主要特征是脉体细，至于脉位、脉力没有严格要求。

[主病诗]

（一）濡为亡血阴虚病

濡脉为阴脉，极虚之脉。阴阳气血虚衰皆可濡。

血虚何以致濡？血虚不能充盈于脉，故脉细；血虚气失依恋而浮，故脉浮。气血皆已虚衰，故浮细而无力。

阳虚、气虚何以为濡？阳气虚衰，无力鼓荡血脉，故脉细而无力；阳虚而浮，气虚不得固于其位而外越，致脉细无力而浮，此即濡脉。

阴虚何以致濡？阴虚者，当包括血虚、津液虚、肾精虚等。阴虚血脉失充而脉细，阳气浮越而脉浮。阴损及阳，阴阳皆虚，故浮细而无力，濡脉乃成。《脉经》："寸口脉濡，阳气弱，自汗出，是虚损病。"《古今医统大全》："濡为气虚之候。"《医宗金鉴》："濡，阳虚病。"所以，濡不仅主阴血虚，亦主阳虚、气虚。

（二）髓海丹田暗已亏

精血枯，髓海空。真气衰，丹田亏。

（三）汗雨夜来蒸入骨

阴虚阳动，蒸迫津液外泄而为盗汗，阴虚阳旺，乃骨蒸潮热。

（四）血山崩倒湿侵脾

脉濡血崩，可因阴虚阳搏，迫血妄行；亦可因气血不固，阳虚不摄而崩。湿侵脾，湿性濡滞而脉濡。湿盛，多因脾虚而生，故濡主脾虚、主湿。

（五）寸濡阳微自汗多

寸濡主上焦气虚，气虚不固而汗，或阴虚阳浮而汗。

（六）关中其奈气虚何

中焦脉濡，中气亏虚，或肝气虚。

（七）尺伤精血虚寒甚，温补真阴可起疴

尺脉濡，下焦精血亏耗或阳气虚衰，当温补阳气补真阴，沉疴方起。

关于濡与微的区分，按脉书的描述，都是浮细柔软，按之即无。二者的区别，只是说微比濡更细、更无力，这在临床上，是难以区分的，二者径可视为一脉。

濡即软也。软脉的特点是脉体柔软，可浮可沉、可大可小、可数或慢。软主湿盛、脾虚、阳虚、气血虚，但软不主阴虚。为了将软与浮而柔细之濡脉相区分，这种以柔软为特征的脉象，可以直称为"软脉"。

二十、弱脉

【原文】

弱（阴）

弱脉，极软而沉细，按之乃得，举手无有。（《脉经》）

弱乃濡之沉者。《脉诀》言，轻手乃得。黎氏譬如浮沤，皆是濡脉，非弱也。《素问》曰："脉弱以滑是有胃气。脉弱以涩，是谓久病。病后老弱见之顺，平人少年见之逆。"

[体状诗]

弱来无力按之柔，柔细而沉不见浮。阳陷入阴精血弱，白头犹可少年愁。

[相类诗]

见濡脉。

[主病诗]

弱脉阴虚阳气衰，恶寒发热骨筋痿。多惊多汗精神减，益气调营及早医。

寸弱阳虚病可知，关为胃弱与脾衰。欲求阳陷阴虚病，须把神门两部推。

弱主气虚之病。仲景曰：阳陷入阴，故恶寒发热。又云：弱主筋，沉主骨，阳浮阴弱，血虚筋急。柳氏曰：气虚则脉弱，寸弱阳虚，尺弱阴虚，关弱胃虚。

【解索】
[体状诗]

（一）弱来无力按之柔，柔细而沉不见浮

弱脉居于沉位，按之细软无力。

（二）阳陷入阴精血弱

阳虚、气虚不能升举，内陷入阴，故脉沉；鼓荡无力故脉弱；精血亏虚，不能充盈血脉，故脉细小。所以，弱脉当沉而细小无力。

（三）白头犹可少年愁

老人肾气已亏，气血已衰，脉弱犹可，少年阳气正旺，血气方刚，脉当盛壮，反见弱脉，为虚损之脉，内里已亏，故堪愁忧。

[主病诗]

（一）弱脉阴虚阳气衰

弱主气虚、阳衰，是肯定的。精亏、血虚脉亦可弱。精与血，虽皆属阴，但临床都伴有一定阳虚、气虚的表现。精亏者，尚伴有肾气虚衰之象。故精血虚者可见弱脉。

弱脉是否主阴虚？狭义的阴虚，伴有阴虚内热之表现，见骨蒸潮热、五心烦热、颧红盗汗等症，其脉可细数而浮，不当见弱脉。

（二）恶寒发热骨筋痿

恶寒，确切地说，当为畏寒或畏风。因弱脉主阳虚、气虚。阳虚不能温煦而畏寒，气虚腠理不固而畏风。恶寒，一般是寒邪束表的症状，其脉当紧，不应见弱脉，除非阳虚外感之人脉可弱。

发热：关于热的概念，常有人将其与西医发热的概念混同，认为发热就是体温高。实则，二者有同有异，西医所说的发热，是以体温升高为据；中医所说的发热，是指一系列特异的临床表现，体温可高、可不高。而体温高者，可称热，亦可称寒。不要一见体温高辄称有热而用寒凉药。

中医所称之发热，分外感、内伤两大类。外感实证发热，一般都有体温升高，而内伤发热体温可不高，亦有高达 40℃ 以上者。

脉弱而见发热者，可见于虚人外感，或阳虚发热、气虚发热、血虚发热。而阴虚骨蒸潮热者，脉多见细数或浮大，少有脉弱者。

骨筋痿：精亏不能充养于骨而骨痿不立；血虚不能养筋而筋痿不用；阳气者，柔则养筋，阳气虚衰，亦可使筋痿不用，凡此，皆可见弱脉。

（三）多惊多汗精神减

正气虚，神无所倚而惊怵，精神委顿。阳气虚，汗液外泄。

（四）益气调营及早医

弱脉所主，皆为不足之证，无太过之实证。故凡见弱脉，皆当补之，或扶阳益气，或养血填精。所谓调营，不是桂枝汤之调和营卫，而是补益营血之意。

（五）寸弱阳虚病可知

寸脉弱，主上焦阳气虚衰诸病证。或中下二焦阳气虚衰，不能上达而寸弱。

（六）关为胃弱与脾衰

关主中焦，或为脾胃气虚、阳虚，或为肝气虚、肝阳虚、肝血虚。

（七）欲求阳陷阴虚病，须把神门两部推

神门指尺部，为人身元阴、元阳所居。尺弱为肾阳、肾气或肾精虚，一般不主肾阴虚。

二十一、散脉

【原文】

散（阴）

散脉，大而散。有表无里。（《脉经》）涣漫不收（崔氏）无统纪，无拘束，至数不齐。或来多去少，或去多来少。涣散不收，如杨花散漫之象。（柳氏）

戴同父曰：心脉浮大而散，肺脉短涩而散，平脉也。心脉软散，怔忡；肺脉软散，汗出；肝脉软散，溢饮；脾脉软散，胕肿，病脉也。肾脉软散，诸病脉代散，死脉也。《难经》曰：散脉独见则危。柳氏曰：散为气血俱虚，根本脱离之脉，产妇得之生，孕妇得之堕。

［体状诗］

散似杨花散漫飞，去来无定至难齐。产为生兆胎为堕，久病逢之不必医。

［相类诗］

散脉无拘散漫然，濡来浮细水中绵。浮而迟大虚脉呼，芤脉中空有两边。

［主病诗］

左寸怔忡右寸汗，溢饮左关应软散。右关软散胕胕肿，散居两尺魂应断。

【解索】

［体状诗］

（一）散似杨花散漫飞，去来无定至难齐

散脉有病脉、常脉之分。《内经》称心之常脉为"浮大而散"，肺之常脉为"短涩而散"。此散，当为舒缓轻柔之意，为有胃气、有神的表现，这与病脉之散不同。

病脉之散，举之浮大，涣漫不收，至数不齐，按之则无，漫无根蒂，有表无里。状如杨絮之飘落，飘飘悠悠，踪迹散漫而轻虚。

（二）产为生兆胎为堕

将产之时，百脉解而脉散。孕妇见散，乃气血虚甚涣散不收，无力养胎乃胎为堕。

（三）久病逢之不必医

久病脉散乃元气耗竭、离散于外之象，为必死之脉，故不必医。若急病脉散，虽危尚不在必死之例。如热邪伤津耗气，津气欲脱而脉散者，可急敛其浮散之真气。

［相类诗］

（一）散脉无拘散漫然

其意同上。

（二）濡来浮细水中绵

濡亦浮而轻，譬如水中浮绵，但脉体细，不似散脉之散漫无际。

（三）浮而迟大虚脉呼

虚脉虽亦浮大而无力，但不像散脉涣散，按之即无。

（四）芤脉中空有两边

芤脉亦浮大按之空，但其脉虽大，并不散漫，脉之边际清晰，轻按时，较虚脉脉力大，按之中空有两边。芤脉脉律尚齐。

［主病诗］

（一）左寸怔忡右寸汗

心气散乱不收，神无所倚而怔忡。右寸主肺，肺气耗伤，皮毛不固而汗泄。

（二）溢饮左关应软散

溢饮，仲景云："饮水流行，归于四肢，当汗出而不汗出，身体疼重，谓之溢饮。"治以大小青龙汤。

大小青龙汤皆可外解风寒，而左关软散，主肝之阳气虚衰。肝之阳气虚衰，不能疏利三焦，通调水道，虽亦可浮肿，或肢肿，或水鼓，但此肿不能称为溢饮。因溢饮已属专用名词，有明确的界定和治则，不能随意外延。而且肝阳虚或肝气虚所形成的肿，亦非大小青龙汤所宜，所以，左关软散之肿称为溢饮，概念不准确。

（三）右关软散胕胕肿

胕为足胫，胕为足背。右关软散而下肢肿，缘于脾胃阳气虚衰，不能运化水湿所致。重者，可见全身浮肿。

关脉软散所引起的浮肿，总关脾胃阳气虚衰，不必胶柱于溢饮或胕胕肿，治当扶阳健脾，温化水饮。

（四）散居两尺魂应断

散见于尺，为元气离散。尺为根，根本已散，故当命亡魂断。

二十二、细脉

【原文】

细（阴）

细脉，小于微而常有，细直而软，若丝线之应指。（《脉经》）

《素问》谓之小。王启玄言：如莠蓬，状其柔细也。《脉诀》言：往来极微，是微反大于细矣，与经相背。

［体状诗］

细来累累细如丝，应指沉沉无绝期。春夏少年俱不利，秋冬老弱却相宜。

［相类诗］

见微、濡。

细脉萦萦血气衰，诸虚劳损七情乖。若非湿气侵腰肾，即是伤精汗泄来。

寸细应知呕吐频，入关腹胀胃虚形。尺逢定是丹田冷，泄痢遗精号脱阴。

《脉经》曰：细为血少气衰。有此证则顺，否则逆。故吐衄得沉细者生。忧劳过度者，脉亦细。

【解索】
［体状诗］

（一）细来累累细如丝，应指沉沉无绝期

细脉细如蛛丝，按之虽细，然不绝于指。细脉的主要特征就是脉体细，至于脉位、脉率、脉力，均无特异要求。

（二）春夏少年俱不利，秋冬老弱却相宜

春夏乃阳盛之时，少年气血方盛，脉俱当盛。当盛反细，与时令、形质、年龄相违，故不利。秋冬阴气盛，阳气敛藏，脉当细。老弱之人气血衰，脉亦当细，此与时令、形质、年龄相符，故相宜。

［主病诗］

（一）细脉萦萦血气衰

萦萦：缠绕不绝。细脉为细而不绝。血气衰之细脉，当按之无力。

（二）诸虚劳损七情乖

气血虚衰而劳损，脉当细而无力。

七情乖戾，气机怫郁，气血不得畅达而脉细者，必按之有力，且愈沉愈觉力增。气血被缚，不肯宁静，故细中又伴有拘急奔冲之感。

七情伤于气机脉可细，其他凡有邪气阻隔、壅塞气机而气血不得畅达者，亦皆可脉细且按之有力。治当祛其壅塞，展布气机，令气血畅达，脉细自除。

（三）若非湿气侵腰肾

湿盛则阻气伤阳，气血不能畅达充盈于脉，又失阳气之温煦鼓荡，致见细脉。此细当兼软。

（四）即是伤精汗泄来

精，既指肾中之精，又泛指人体气血等精华之物质。精伤则脉细当无力，不能固摄津液而汗泄。若阴虚，脉当细而数，偏亢之阳蒸迫津液外泄而为汗。

（五）寸细应知呕吐频

寸脉为阳位。寸细，当分有力无力。寸细而无力，为上焦阳气虚衰，肺失制节之权，胃气不降而上逆，致呕吐频频。若寸细有力，当为邪踞阳位，肺失宣降，制节失司，胃气因逆而呕吐。

（六）入关腹胀胃虚形

关细，亦分有力无力。细而有力为邪郁，气失宣达而腹胀。细而无力为脾胃虚，乃腹胀，或肝之阳虚、气虚、血虚，无力疏土而腹胀。

（七）尺逢定是丹田冷，泄痢遗精号脱阴

丹田冷，即下焦阳虚，尺细当无力，或细而弦紧拘急。阳虚，肾失封藏则遗精。肾虚不能司二阴，则为泄痢。若尺细数，为肾水亏，甚则脱阴。

二十三、伏脉

【原文】

伏（阴）

伏脉，重按着骨，指下裁动。（《脉经》）脉行筋下。（刊误）
《脉诀》言，寻之似有，定息全无。殊为舛谬。

［体状诗］

伏脉推筋着骨寻，指间裁动隐然深。伤寒欲汗阳将解，厥逆脐疼证属阴。

见沉脉。

［主病诗］

伏为霍乱吐频频，腹痛多缘宿食停。蓄饮老痰成积聚，散寒温里莫因循。

食郁胸中双寸伏，欲吐不吐常兀兀。当关腹痛困沉沉，关后疝疼还破腹。

《伤寒论》以一手脉伏曰单伏，两手脉伏曰双伏，不可以阳证见阴为诊。乃火邪内郁，不得发越，阳极似阴，故脉伏，必有大汗而解。正如久旱将雨、六合阴晦、雨后庶物皆苏之义。

又有夹阴伤寒，先有伏阴在内，外复感寒，阴盛阳衰，四肢厥逆，六脉沉伏，须投姜附及灸关元，脉乃复出也。

若太溪、冲阳皆无脉者，必死。《脉诀》言，徐徐发汗。洁古以麻黄附子细辛汤主之，皆非也。刘元宾曰：伏脉不可发汗。

【解索】
［体状诗］

（一）伏脉推筋着骨寻，指间裁动隐然深

伏脉位居沉位之下，隐藏极深，须重按至骨方能觅得。

（二）伤寒欲汗阳将解

伤寒，当理解为广义伤寒。战汗欲作，先憟憟寒战，唇甲青紫，肢冷脉伏。此伏，为阳郁不达之象。待阳气郁极而伸，则身热而汗，此即战汗。欲作战汗，脉可单伏或双伏，不可误为亡阳。

（三）厥逆脐痛证属阴

伏脉属阴，当有虚实两类。一类是阳气虚衰，无力推荡气血外达，致脉伏。此伏，当细而无力。阳气虚甚，不得温煦，致肢厥脐痛，此为虚寒证。一类是寒实证，寒盛则气血凝泣，气机闭郁，气血不得外达而脉伏。其伏，当兼弦紧拘急之象。阴寒盛，致肢冷脐痛。

（四）厥逆脐疼证属阴

伏脉亦主火热亢极、火极似水之证。火热深伏，气机闭塞，气血不得外达，故脉伏。此伏，当兼奔冲躁急之象。阳郁不达而肢厥，此热深厥亦深也。气机滞塞而脐痛。《冷庐医话》云："如极微之脉，久久寻而得之于指，至骨愈坚牢者，不可认作虚寒，阳匿于下，亢之极矣。"

除正虚、寒盛、热极、战汗可致脉伏外，其他邪气闭阻，亦可致伏。如食积、痰饮、瘀血、糟粕等。不可见伏辄言寒，当仔细辨析。

伏脉只不过较沉脉更沉而已，与沉脉病理意义是相同的，所以医家多将沉伏并称，二者合为一脉，亦未尝不可。

[主病诗]

（一）伏为霍乱吐频频

霍乱之初，因秽浊之气闭塞气机而脉伏。继则吐泻瞀闷，正气被挥霍缭乱而耗竭，脉亦伏。脉虽皆伏，但病程阶段不同，虚实有异。

（二）腹痛多缘宿食停

宿食停滞，阻隔气机，致腹痛脉伏。

（三）蓄饮老痰成积聚，散寒温里莫因循

痰饮、积聚阻滞气机，亦致脉伏。寒凝、停饮、顽痰、积聚皆阴邪为祟，法当温散。

（四）食郁胸中双寸伏，欲吐不吐常兀兀

胃主纳，食郁胃中，阻塞中焦，阳气不升，胸阳闭阻而寸伏，胃气不降，欲吐不宁。

紧、伏、滑皆主食，邪气同而脉异，皆因阻滞程度有轻重之别，对气血运行的影响不同，因而呈现不同脉象。轻者可滑，重则紧，再重则脉沉、脉伏，乃至厥。

（五）当关腹痛困沉沉

关伏，中焦不通，故腹痛沉困。

（六）关后疝疼还破腹

尺伏，下焦阴寒盛，致为寒疝，腹痛如破。

二十四、动脉

【原文】

动（阳）

动乃数脉，见于关上下，无头尾，如豆大，厥厥动摇。

仲景曰：阴阳相搏名曰动，阳动则汗出，阴动则发热，形冷恶寒，此三焦伤也。成无己曰：阴阳相搏，则虚者动，故阳虚则阳动，阴虚则阴动。庞安常曰：关前三分为阳，后三分为阴，关位半阴半阳，故动随虚见。《脉诀》言，寻之似有，举之还无，不离其处，不往不来，三关沉沉。含糊谬妄，殊非动脉。詹氏言其形鼓动如钩，如毛者，尤谬。

[体状诗]

动脉摇摇数在关，无头无尾豆形团。其原本是阴阳搏，虚者摇兮胜者安。

[主病诗]

动脉专司痛与惊，汗因阳动热因阴。或为泄痢拘挛病，男子亡精女子崩。

仲景曰：动则为痛为惊。《素问》曰：阴虚阳搏，谓之崩。又曰：妇人手少阴脉动甚者，妊子也。

【解索】

[体状诗]

（一）动脉摇摇数在关，无头无尾豆形团

动脉之形独见某一部脉，凸起如豆，无头无尾，滑数躁动，其位在关。据临床经验，动脉在寸者多于在关者，在尺者亦不乏其例。

（二）其原本是阴阳搏

动脉形成的机制是由于气血涌盛脉方动。妇人手少阴脉动甚者，妊子也，此动即为气血盛貌。病理情况下，由于阴虚阳搏，或阳亢搏阴，都可

出现动脉。阴虚不能制阳，阳动而搏击于脉，故脉凸起如豆；阳亢者，搏于阴分，激荡气血外涌而为豆，二者一虚一实。除此而外，常见有邪阻而脉动者，盖邪阻，正邪相争，气血激荡而脉动。

（三）虚者摇兮胜者安

动而按之无力为虚，乃阳气浮越、根本动摇之象。动而按之有力为实，为阳热亢盛而动，泻之则安。

[主病诗]

（一）动脉专司痛与惊

不通则痛。邪阻经脉，气血奋与搏击，波澜激起而脉动。惊则气乱，气血妄动，脉亦动。前言邪阻，可脉滑、弦、紧、沉、涩、迟等，此又言邪阻而动，同一邪阻竟出现诸般不同脉象，何也？一则因邪阻程度不同，一则因所阻之邪气不同，故脉有诸多变化。

（二）汗因阳动热因阴

动脉因热盛者，可迫津外泄而为汗；阴虚阳亢者，亦可迫津外泄而为汗。"热因阴"，指阴虚之虚热。

（三）或为泄痢拘挛病，男子亡精女子崩

热盛脉动。热入于胃肠，成协热下利，或热盛下利而阴伤，成阴虚阳搏之证。拘挛乃筋之病，阴虚不能濡润筋脉，筋脉失柔而拘挛。阴虚阳搏，肝疏太过，肾失封闭，血不藏而为崩，精室不固为亡精。

二十五、促脉

【原文】

促（阳）

促脉，来去数，时一止复来。（《脉经》）如蹶之趣，徐疾不常。（黎氏）

《脉经》但言数而止为促，《脉诀》乃云：并居寸口，不言时止者，谬矣。数止为促，缓止为结，何独寸口哉！

[体状诗]

促脉数而时一止，此为阳极欲亡阴。三焦郁火炎炎盛，进必无生退可生。

[相类诗]

见代脉。

[主病诗]

促脉唯将火病医，其因有五细推之。时时喘咳皆痰积，或发狂斑与毒疽。

促主阳盛之病。促，结之因，皆有病气、血、痰、饮、食五者之别。一有留滞，则脉必见止也。

【解索】

[体状诗]

（一）促脉数而时一止

促脉脉象，数中时一止。

（二）此为阳极欲亡阴

脉何以止？无非两类原因，一类是气血虚，无力相继而见止。愈虚愈数，愈数愈虚。此促，必数而无力时一止。一类原因是邪阻，一有留滞，脉必见止也。其邪，不仅包括气、血、痰、饮、食五者，火热亦可留滞经脉，阻滞气血，使脉行不畅而见止，此促当按之有力。

由上述可知，阳极欲亡阴，仅促脉之一端，正如《诊家正眼》所云："促脉之故，得于脏气乖违者，十之六七。得于真元衰惫者，十之二三。或因气滞，或因血凝，或因痰停，或因食壅，或外因六气，或内因七情，皆能阻遏其运行之机，故虽当往来急数之时，忽见一止耳。"

（三）三焦郁火炎炎盛

促主火热燔灼于三焦。

（四）进必无生退可生

进与退，指脉数的频率，还是脉歇止的频率？因所论为促脉，此进退，当指歇止的频率。歇止愈来愈频，若属虚者，标志气血亏虚更甚，脉来更难相继；若属实者，反映邪气更盛，脉行频被遏止，邪盛病进，深传，故"进必无生"。

当然"无生"要活看。若进退指脉数的频率，"进必无生退可生"也适用。若数而虚者，则愈数愈虚；若数而实者，乃邪进病进，正气何堪。

[主病诗]

（一）促脉唯将火病医

见促尚须详辨其因，确因火热郁伏者，方可医火。

（二）其因有五细推之

致促之因有五，系指气、血、痰、饮、食五者，五者皆邪也。邪留经脉，壅遏气血，致脉行不畅而歇止，蓄久化火而令脉数，临证当审因论治，祛除壅塞，血脉畅达，歇止自除。

（三）时时喘咳皆痰积

痰积于肺而喘咳，脉促亦因痰阻。

（四）或发狂斑与毒疽

火热亢盛，扰乱神明则狂；迫血外溢肌肤而为斑；煎烁气血为火毒、痈疽。见此证而脉促，皆火热所致。

二十六、结脉

【原文】

结（阴）

结脉，往来缓，时一止复来。（《脉经》）

《脉诀》言，或来或去，聚而却还。与结无关。仲景有累累如循长竿曰阴结。蔼蔼如车盖曰阳结。《脉经》又有如麻子动摇，旋引旋收，聚散不常者曰结，主死。此三脉，名同实异也。

[体状诗]

结脉缓而时一止，浊阴偏盛欲亡阳。浮为气滞沉为积，汗下分明在主张。

见代脉。

［主病诗］

结脉皆因气血凝，老痰结滞苦沉吟。内生积聚外痈肿，疝瘕为殃病
属阴。

结主阴盛之病。越人曰：结甚则积甚，结微则积微，浮结外有痛积，
伏结内有积聚。

【解索】

［体状诗］

（一）结脉缓而时一止

结脉脉象，缓中时一止复来。

（二）浊阴偏盛欲亡阳

结脉之止亦分两类，一类是气血虚，无力相继而见止，此结必缓而无
力。一类是邪阻，气血被遏，不能相继而见止，虽结当缓而有力。其邪
也，亦当包括气、血、痰、饮、食五者，以及寒邪、湿浊等。若缓大而纵
兼止，亦可见于热盛者。

（三）浮为气滞沉为积，汗下分明在主张

浮结为邪阻肌表，当汗而解之；沉结为邪积于内，当下而逐之。

［主病诗］

（一）结脉皆因气血凝

气血运行之机不利而见停。虚实寒热诸因皆可致结。因寒而气血凝泣
致结，仅结之一端。

（二）老痰结滞苦沉吟

老痰结滞，阻遏气机，痛苦呻吟且脉结。

（三）内生积聚外痈肿

邪结于内，与气血搏结而为积聚；邪结于外，气血聚而为肿为痛，发

为痈肿。

（四）疝瘕为殃病属阴

寒凝于血，发为癥瘕，或为寒疝，证属阴邪为患，此亦指结主阴盛之一端。

促与结，虽有缓数之异，然皆有歇止，造成歇止的原因有虚实二类，机制是相同的，当全面分析，不可囿于促为阳、结为阴，而以偏概全。

二十七、代脉

【原文】

代脉（阴）

代脉，动而中止，不能自还，因而复动。（仲景）脉至还入尺，良久方来。（吴氏）

脉一息五至，肺、心、肝、脾、肾五脏之气，皆足五十动而一息，合大衍之数，谓之平脉。反此则止乃见焉，肾气不能至，则四十动一止。盖一脏之气衰，而他脏之气代至也。

经曰：代则气衰。滑伯仁曰：若无病，羸瘦脉代者，危脉也。有病而气血乍损，气不能续者，只为病脉。伤寒心悸脉代者，复脉汤主之；妊娠脉代者，其胎百日。代之生死，不可不辨。

［体状诗］

动而中止不能还，复动因而作代看。病者得之犹可疗，平人却与寿相关。

［相类诗］

数而时止名为促，缓止须将结脉呼。止不能回方是代，结生代死自殊途。

促，结之止无常数，或二动、三动，一止即来。代脉之止有常数，必依数而止，还入尺中，良久方来也。

［主病诗］

代脉元因脏气衰，腹疼泄痢下元亏。或为吐泻中宫病，女子怀胎三月兮。

《脉经》曰：代散者死，主泄及便脓血。

五十不止身无病，数内有止皆知定。四十一止一脏绝，四年之后多亡命。三十一止即三年，二十一止二年应。十动一止一年殂，更观气色兼形证。

两动一止三四日，三四动止应六七。五六一止七八朝，次第推之自无失。

戴同父曰：脉必满五十动，出自《难经》，而《脉诀》五脏歌，皆以四十五动为准，乖于经旨。柳东阳曰：古以动数候脉，是吃紧语。须候五十动，乃知五脏缺失。今人指到腕臂，即云见了。夫五十动，岂弹指间事耶？故学者当诊脉、问证、听声、观色，斯备四诊而无失。

【解索】

［体状诗］

（一）动而中止不能还，复动因而作代看

代脉脉象，皆云动而中止，止有定数，对此笔者不敢苟同。

代脉的病理意义，除孕及暴病等特殊情况外，皆认为代为脏气衰败，主死脉。可是临床见止有定数之脉，即使是二联律、三联律，亦未必死，而且很多都可经治疗消除。所以，代脉即主脏气衰败，就绝非止有定数之脉。

何谓代脉？代，乃更代之意，是指不同的脉象互相代替更换，交错出现。其脉象乍疏乍数，乍强乍弱，乍动乍止。《灵枢·根结》曰："五十动而不一代者，以为常也，以知五脏之期，予之短期者，乍数乍疏也。"《伤寒论》第178条："脉来动而中止，不能自还，因而复动者，名曰代脉也。"

这是说，脉不仅有更替，还有歇止。假设原为脾之缓脉，在缓脉的脉律中发现歇止，止后"不能自还"，是指间歇之后再次恢复搏动，不能继续恢复缓脉脉律，因脾已衰，无力自还，必须他脏之脉代之而动，出现"更来小数"脉象，继之又转换为缓脉脉律，这就是"因而复动"，亦即缓脉因"更来小数"之脉的带动，才继续恢复缓脉的脉律。

由缓至停，由停至小数，由小数至缓，这就出现了3种脉象的交替。

平脉辨证脉学心得（第二版）

《脉诀汇辨》曰："若脉均匀，而忽强忽弱者，乃形体之代。"又曰："脉无定候，更变不常，则均为之代。"景岳云："凡见忽大忽小，乍迟乍数，倏而变更不常者均为之代。自王叔和云，代脉来数中止不能自还，脉代者死，自后以此相传，遂失代之真义。"

为了说明问题，这里稍引用一点西医知识。心房纤颤、多源性室性期前收缩等，脉象可见乍强乍弱、乍疏乍数的现象，若因自主神经功能紊乱或电解质紊乱，这种心房纤颤、多源性室性期前收缩不至于危殆。

曾见一名篮球队员心房纤颤，自己并无感觉，只是体检时才发现。若在器质病变基础上出现心房纤颤、多源性室性期前收缩，就要引起足够重视。这就说明为什么有些病见代不是死脉，有些病见代却是死脉。

通过上述分析，得出如下结论。以止有定数描述代脉不确切。代脉当为脉无定候，更变不常，出现疏数、强弱、歇止交替出现的脉象。

代脉的出现，一是由于暴病气血虚，一时不能相继而代。一是由于久病脏气衰败，无力推荡气血搏击于脉，故脉由强渐弱，由快渐慢，以至于停歇。然又虚以自救，奋力而搏，脉又复起，更来小数，出现疏数、强弱、歇止交替出现的脉象。

（二）病者得之犹可疗

代脉可分为生代、病代、死代三类。第一种属于生理性代脉，春弦、夏钩、秋毛、冬石，此四时之代，脾脏代者，谓胃气随时而更，此四时之代也。《灵枢·根结》："五十动而不一代者，以为常也，以知五脏之期。"此至数之更代。

再者，孕脉三月而代，此皆属生理之代脉。第二种属于因病而脉代，当指暴病而言，气血乍损，一时不能相继而出现的代脉，就可治疗而愈。《脉诀汇辨》曰："滑伯仁曰：'无病而羸瘦脉代者，危候也；有病而气血乍损，祇为病脉'。"第三种为元气衰败而代，《素问·平人气象论》曰："但代无胃，曰死。"此为死代。

（三）平人却与寿相关

平人虽尚无不适之感觉，但已出现代脉，为脏气已衰，其寿不长，此代当无胃气。

[相类诗]

（一）数而时止名为促，缓止须将结脉呼，止不能回方是代

促、结、代皆有歇止，促为数而一止；结为缓而一止；代为止不能还，因他脉之动而复动。

（二）结生代死自殊途

结、促虽有停歇，尚未关及性命，故可生；有些代脉主脏气衰败，病情危笃，与性命攸关，主死。虽皆有歇止，生死两途。

[主病诗]

（一）代脉元因脏气衰

代脉主脏气衰败。

（二）腹疼泄痢下元亏

泄痢腹痛，气血骤损，不能相继而代者，乃暴病之代，可生。下元亏，精血衰败，气血不能相继者，乃久病而代，可危。

（三）或为吐泻中宫病

此为暴吐泻，损伤中气，气血不得相继而代，非脏气衰败，虽代无讶。《四言举要》之"霍乱之候，脉代无讶"，即属此类。

（四）女子怀胎三月兮

女子怀胎三月，胎元增长迅速，气血聚以养胎，生化不及，一时血脉空虚，气血不能相继而脉代。此为喜脉，非病脉，更非死脉。

（五）五十不止身无病

五十动无一止，五脏之气相继，气血旺盛，故无病。

（六）数内有止皆知定

此言代脉止有定数，已述之于前。

（七）四十一止一脏绝，四年之后多亡命。三十一止即三年，二十一止二年应。十动一止一年殂，更观气色兼形证。

以动止之数判定死期，失之胶柱。《脉诀汇辨》曰："夫人岂有一脏既绝，尚活四年！"诚然，以脉代而判其死生之期，当结合气色形证，综合分析，不能仅据动止之数。

（八）两动一止三四日，三四动止应六七。五六一止七八朝，次第推之自无失

歇止更代越频，反映病情愈重，死期越近，至于日期当活看，并非定数。

附:《四言举要》解索

依句解索，不可分者，并为一处，为求清晰，标以序号。

1. 脉乃血脉

脉即血行的川流。

2. 气血之先

气帅血行，故气为血之先导。

3. 血之隧道

脉即营血通行的隧道。

4. 气息应焉

脉的搏动，与气息相应。

5. 其象法地

脉之通于周身，犹百川流经大地。

6. 血之府也

脉乃血居之处，故为血府。

7. 心之合也

心主血，其合在脉，故云血脉内合于心。

8. 皮之部也

血脉外布于肌肤。

9. 资始于肾

人有生以来，饮食未进之时，血脉之循行，全赖肾中元气以主宰其机，后天脾胃化生气血，充盈鼓荡血脉，亦必赖肾中之真阳以启动，故曰资始于肾。

10. 资生于胃

人之气血由脾胃所化生，注之于脉，血脉乃充，气乃贯通。

11. 阳中之阴，本于营卫

经云："营卫者，精气也。"营卫，皆为脾胃所化生的精微之气。又云："血之与气，异名同类焉。"气为阳，营卫既然称为气，当属阳；然营卫之气又与血异名同类，而血属阴，故营卫统而言之，性属阳中之阴。

12. 营者阴血

若进一步区分营与卫二者的阴阳属性，则营属阴，与血行于脉中，常营血并称，故曰营者阴血。

13. 卫者阳气

卫出下焦，属人身阳气的一部分，起温煦的作用，故曰卫者阳气。

14. 营行脉中

营属阴，其性柔，"故独得行于经隧，命曰营气"。

15. 卫行脉外

卫为阳，剽悍滑疾，不为脉所约束，行于脉外。

16. 脉不自行

血脉属阴，阴主静，不能自己循行。

17. 随气而至

血脉由气帅行而至。

18. 气动脉应

气帅血行，鼓荡血脉，气动而脉随之搏动。

19. 阴阳之义

血不自行，随气而动，因而血属阴主静，气属阳主动，此乃阴阳特性所决定的。

20. 气如橐龠

橐龠乃风箱之活塞，气鼓荡血脉宛如橐龠一样。

21. 血如波澜

血受气之鼓荡而搏击，宛如涌起之波澜。

22. 血脉气息，上下循环

血脉随气息而动，周身上下循环不已。

23. 十二经中，皆有动脉。唯手太阴，寸口取决

十二经各有动脉，独取手太阴之动脉寸口以决断。

24. 此经属肺，上系吭嗌

寸口属肺经，上循喉咙。

25. 脉之大会，息之出入

肺主气司呼吸，气息出入，皆肺所司。诸经之经气，皆上归于肺，肺朝百脉。《难经》云："寸口者，脉之大会，手太阴之动脉也。"故以寸口候五脏六腑气之盛衰。

26. 一呼一吸，四至为息，日夜一万，三千五百，一呼一吸，脉行六寸，日夜八百，十丈为准

一呼一吸兼一息，脉当五至为常，一昼夜共呼吸 13500 次。一呼一吸脉行 6 寸，一昼夜运行 810 丈。

27. 初持脉时，令仰其掌，掌后高骨，是谓关上，关前为阳，关后为阴，阳寸阴尺，先后推寻

持脉令病家仰掌，先定掌后高骨，对准高骨之脉谓关脉。关前为寸，属阳位；关后为尺，属阴位。诊脉当仔细推敲寻求。

28. 心肝居左，肺脾居右，肾与命门，居两尺部

脏腑在寸口的分布，左寸主心，左关主肝，左尺主肾；右寸主肺，右关主脾，右尺主命门。

29. 魂魄谷神，皆见寸口

肝主魂，肺主魄，脾胃主水谷之气，心主神，四者皆脏腑功能活动之表现，神魂魄及胃气的变化，皆可反映于寸口。

30. 左主司官，右主司腑

五脏六腑，合称十一官，左右皆有脏，亦皆有腑，硬释为左主脏、右主腑则失于呆板。"司官"与"司腑"当活看，即诊寸口以察五脏六腑之变化。

31. 左大顺男，右大顺女，本命扶命，男左女右

左为阳，右为阴。男子属阳，故左大为顺；女子属阴，故右大为顺。"本命扶命"不知作何解。孕脉左大为男，右大为女，此说有一定意义，但不绝对。

32. 关前一分，人命之主

关前一分为寸，为阳，心肺所居，人命攸关。

33. 左为人迎，右为气口

王叔和分左为人迎，右为气口，医家多有非议。

34. 神门决断，两在关后，人无二脉，病死不愈

关后两尺，以候肾，《脉经》称为神门。肾藏元气，生命之根。若尺脉已无，乃根本已绝，定死不愈。

35. 男女脉同，唯尺则异，阳弱阴盛，反此病至

男女之脉相同，但尺脉有别。尺为阴，女属阴，故女子当尺脉略盛；男为阳，故男子当尺脉稍弱，此生理之殊，反之为病。

36. 脉有七诊，曰浮中沉，上下左右，消息求寻

七诊，指浮、中、沉、上、下、左、右。浮以候表，沉以候里，中以候胃气。上下，即寸与尺，寸以候上、候阳，尺以候下、候阴。左右，即左右两手之脉。左以候血，右以候气，左右二脉，诊五脏六腑。诊脉当七诊相参，仔细求索推寻。

37. 又有九候，举按轻重，三部浮沉，各候五动

三部九候，即寸关尺，三部各有浮中沉三候，合为三部九候，"各候五动"，当为左右脉各候五十动，以候五脏之气。

38. 寸候胸上，关候膈下，尺候于脐，下至跟踝

左脉候左，右脉候右，病随所在，不病者否。寸脉候上焦，胸膈以上；关脉候中焦，膈以下；尺以候下焦，由脐至足。

39. 浮为心肺，沉为肾肝。脾胃中州，浮沉之间

上焦阳位，心肺所居。浮取为阳，故浮以候心肺，中以候脾胃；下焦阴位，肝肾所居，故沉以候肝肾。笔者认为，虽然有"浮以候心肺，沉以候肝肾"之说，但临床并无多大实用价值，脏腑的定性，还是依寸关尺分候三焦来定。

40. 心脉之浮，浮大而散。肺脉之浮，浮涩而短。肝脉之沉，沉而弦长。肾脉之沉，沉实而濡。脾胃属土，脉宜和缓

此言五脏平脉。心属火，于时为夏，万物盛长，气隆盛于外，故脉浮大而散。其散，当为体阔势软之意。肺属金，于时为秋，万物收成，气由盛大而初敛，故脉浮已是短涩。

肾主水，于时为冬，万物含藏，其气收降，故脉沉实而濡。肝属木，于时为春，万物始生，其气由伏藏而初升，故脉沉而弦张。脾属土，于时为长夏，万物繁实，其气冲融，故脉和缓。

再者，脾为孤脏，以灌四旁，应于四时，弦钩毛石诸脉中和缓之象，即脾之脉也。以上所言为五脏之平脉。

41. 命为相火，左寸同断

相火寄于肝肾，肝肾同居下焦，故相火的变化当于右尺察之。然心包属厥阴，亦寄相火，与心同居左寸，欲察相火，尚须诊其左寸。

42. 春弦夏洪，秋毛冬石。四季和缓，是谓平脉

此言四时之平脉。人与天应，脏与时应，时有升降盛衰之变，脉有弦钩毛石之应。脉顺应于时，故为平脉。

43. 太过实强，病生于外。不及虚微，病生于内

太过为邪气盛，多因外邪所客，不及为正气衰，多因七情所伤。

44. 春得秋脉，死在金日，五脏准此，推之不失

春脉当弦反毛，为金克木。时值春生气行，肝得时令之助当强，而反见秋脉，是木虚金乘太甚。若至金日，肺得时令之助更加肆虐，肝木何堪，不死何待。余脉皆仿此，可推知死期。

45. 四时百病，胃气为本。脉贵有神，不可不审

土为万物之母，人以胃气为本，土旺四末，以灌四旁，故四时之脉，虽然有弦钩毛石之异，亦必和缓之象于中，方为平脉。百病脉虽变化万端，倘中有和缓之象，胃气尚存，虽重当无大碍。脉贵有神，其神也，即雍容和缓之象，乃有胃气之征，诊脉必察胃气之存亡，正气之盛衰。

46. 调停自气，呼吸定息。四至五至，平和之则

诊者当调匀呼吸，以定气息。一息脉四至五至，为平和脉之准则。

157

47. 三至为迟，迟则为冷。六至为数，数即热证。转迟转冷，转数转热

此以至数定迟数。愚意迟数之分，当以脉来去徐疾为别。迟冷数热，此言其常，须知迟亦主热、主邪实气滞；数尚主寒、主虚（参《濒湖脉学解索》迟、数脉）。

48. 迟数既明，浮沉当别。浮沉迟数，辨内外因。外因于天，内因于人。天有阴阳，风雨晦冥。人喜怒忧，思悲恐惊

迟数当分浮沉，一般来说，六淫外感多浮，七情内伤多沉，但沉亦主表，浮亦主里，不可不知。

49. 外因之浮，则为表证。沉里迟阴，数则阳盛

感受外邪而脉浮者，属表证。沉脉主里，迟主阴盛，数为阳盛。

50. 内因之浮，虚风所为。沉气迟冷，数热何疑

内伤亦可脉浮，正虚，虚风内动脉因浮。沉主气滞，迟主阴冷。数脉为热，何庸置疑。

51. 浮数表热，沉数里热。浮迟表虚，沉迟冷结

浮数为表热，沉数为里热。浮迟表阳虚，沉迟为阴寒搏结于里。

52. 表里阴阳，风气冷热。辨内外因，脉证参别

一般而言，表证脉浮，里证脉沉，阴冷脉迟，阳热脉数，外因脉浮，内因脉沉，但亦须脉证相参，方不致误。

53. 脉理浩繁，总括于四。既得提纲，引申触类

脉象多变，脉理纷繁，然掌握浮沉迟数四纲脉，便可纲举目张，触类旁通。

54. 浮脉法天，轻手可得。泛泛在上，如水漂木

浮脉如天之在上，属阳，轻按即得。犹如水中之木，举之有余，按之不足。

55. 有力洪大，来盛去悠。无力虚大，迟而且柔。虚甚则散，涣漫不收。有边无中，其名曰芤。浮小为濡，绵浮水面。濡甚则微，不任寻按

洪、虚、散、芤、濡、微，皆浮位可见，洪脉浮大有力，如洪波涌起，来盛去衰。虚脉浮大无力，至数兼迟。散脉浮大，边际涣散不甚清晰，按之更加无力。芤脉浮大，按之虽有两边，然脉中空豁。濡则浮细而软，如水中浮绵。微则较濡更加细软，按之欲无。

56. 沉脉法地，近于筋骨

沉犹地之在下，属阴，凝重敛藏，重按近于筋骨方得。举之不足，按之有余。

57. 深深在下，沉极为伏。有力为牢，实大弦长。牢甚则实，幅幅而强。无力为弱，柔小如绵。弱甚则细，如蛛丝然

伏、牢、弱皆沉。伏则深深在下，居于筋骨之间，较沉脉更沉。牢脉沉而实大弦长。弱则沉细无力，如指触绵。细脉特征在于细如蛛丝，其位不定，沉者有之，非必皆沉，且脉力亦非皆弱。

58. 迟脉属阴，一息三至，小快于迟，缓不及四。二损一败，病不可治，两息夺精，脉已无气

此言至数少的诸脉。迟为阴脉，一息三至，缓脉稍快于迟，一息四至。一息二至为虚损脉，一息一至为败脉。脉若损败，正气衰极，病多不治。若两息一动，为精气劫夺，胃气已亡。

59. 浮大虚散，或见芤革。浮小濡微，沉小细弱。迟细为涩，往来极难。易散一止，止而复还，结则来缓，止而复来。代则来缓，止不能回

虚散芤革，皆见浮大之象，虚则浮大而按之无力；散则涣漫不收，较虚更为无力，芤则按之两边有而中间空；革则浮大有力，按之空豁，形如鼓皮。濡微皆浮小，濡则浮细而软，微则较濡更细而无力，按之如无。细弱皆沉小，弱则沉细无力，细则唯细，非必沉而无力。散结代皆有歇止，数乃参差；结有歇止，止而复还，亦必兼缓；代脉之止，不能自还，复因他脉，更代而还。

60. 数脉属阳，六至一息。七疾八极，九至为脱

此言至数快的诸脉。数为阳脉，一息六至，七至为疾，阳胜阴病；八至为极，乃火热亢极，阴液耗极；九至为脱，阴竭阳脱。

61. 浮大者洪，沉大牢实

此言脉大属实者诸脉。洪为浮大，牢为沉大有力，实为浮中沉皆大而有力。

62. 往来流利，是谓之滑。有力为紧，弹如转索。数见寸口，有止为促。数见关中，动脉可候。厥厥动摇，犹如小豆

滑脉往来流利，如珠滚动替替然。紧脉有力，左右弹指如转索。数而一止为促。关脉数而凸起如豆，厥厥动摇者为动脉。位于寸或尺者，亦以动脉相称。

63. 长则气治，过于本位。长而端直，弦脉应指。短则气病，不能满部。不见于关，唯尺寸候

长脉过于本位，迢迢自若，此非病脉，壮者为气昌。若长而太过，为阳盛有余。长而端直，挺然指下者为弦脉。短则气病不能前导，致两头缩，不能满部。两头缩，乃指寸尺不及，与关无涉。

64. 一脉一形，各有主病。数脉相兼，则见诸证

一种脉有一种脉的形象，各有各的主病，互不相同。若数脉兼见，则各脉所主之病证亦兼见。

65. 浮脉主表，里必不足。有力风热，无力血弱。浮迟风虚，浮数风热。浮紧风寒，浮缓风湿。浮虚伤暑，浮芤失血。浮洪虚火，浮微劳极。浮濡阴虚，浮散虚剧。浮弦痰饮，浮滑痰热

此言浮脉及其兼脉所主病证。浮脉主表，亦主里虚。浮而有力多属风热，无力而浮可见于血虚气弱或阴虚阳衰。浮而迟者，阳虚夹风。浮而数者多外感风热；浮紧者为外感风寒；浮而缓者，风湿外袭；浮虚为暑热伤气；浮芤为失血气越；浮洪无力，为脾伤阴火内炽；浮微为极虚劳损；浮而濡者，阴血不足，虚阳外浮；浮而散者，正气虚甚而散越于外。弦脉主痰饮，又兼浮而在外，当属痰饮中之溢饮。浮滑主痰热。

66. 沉脉主里，主寒主积。有力痰食，无力气郁。沉迟虚寒，沉数热伏。沉紧冷痛，沉缓水蓄。沉牢痼冷，沉实热极。沉弱阴虚，沉细痹湿。沉弦饮痛，沉滑宿食。沉伏吐利，阴毒聚积

此言沉脉及其兼脉之主病。沉主里证，主里寒及邪气积聚在里，然沉亦主表，不可不知。沉而有力为实，如痰饮食滞搏结于里等证。无力而沉为虚，不论浮中取其脉何象，凡沉取无力者，皆为虚。

至于气郁，本属实证，脉固可沉，但非无力之脉。"无力气郁"不确。沉迟主寒，亦主热结。沉迟无力方为虚寒。热伏于内，阻遏气机，热不得外达，脉固可沉数，然当是躁急之象。

沉紧为冷，为痛。沉缓为水蓄、痰、饮、湿等皆水之类，故沉缓亦主痰、饮、湿蓄或脾虚。沉牢为沉寒痼冷。沉实，多数为实证，或为热极，或为气滞，或为痰饮等。

若沉实搏指如弹石，反为无胃气的极虚之证。沉弱主虚，阴阳气血虚者，皆可脉见沉弱，非必阴虚。若把阴虚理解为精虚、血虚尚可，若阴虚而阳亢内热者，其脉并不沉弱。沉细痹湿，痹湿当分看，痹可指痹证，亦包括邪气闭阻血脉之痹，湿只是闭阻血脉的邪气的一种，或合看为"湿痹"。

邪阻而痹，脉沉细者，当沉细而弦紧拘急或兼软、涩等，若沉细无力主虚。沉弦主饮、主痛。沉滑为痰、为食、为热。沉伏吐利，阴寒积聚，或阳郁战汗。

67. 迟脉主脏，阳气伏潜。有力为痛，无力虚寒

此言迟及兼脉主病。脏为阴，腑为阳，迟为阴，数为阳，故迟主脏，数主腑。迟为火郁或热结，则迟当兼沉。迟而有力为邪实，阻滞气机而痛。迟而无力为虚寒。

68. 数脉主腑，主吐主狂。有力为热，无力为疮

此言数及兼脉主病。数为阳主腑。热则气逆而吐，热扰心神，重阳则狂。数而有力为实热，数而无力主虚。若主疮，当为疮疡已溃，气血已伤之时，当予托补。若热毒成疮邪盛之时，脉应数实。

69. 滑脉主痰，或伤于食。下为蓄血，上为吐逆

此言滑脉主病。滑主痰、主食阻隔气机而吐逆，妊娠聚血以养胎，血盛而滑。

70. 涩脉少血，或中寒湿。反胃结肠，自汗厥逆

此言涩脉主病。涩主血少伤精，或津液枯，胃燥而反胃，肠燥而便结。或寒湿、瘀血、气滞阻遏血脉而脉涩。或邪阻阳郁而厥逆，或阴亏阳浮而自汗。

71. 弦脉主饮，病属肝胆。弦数多热，弦迟多寒。浮弦支饮，沉弦悬饮。阳弦头痛，阴弦腹痛

此言弦脉及其兼脉主病。弦主饮，饮为阴邪，经脉拘急而弦。弦主肝胆失于疏泄，弦数，肝胆有热，弦迟为寒邪收引之象。支饮病位高，故脉浮弦；悬饮病位下，故脉沉弦。阳脉弦即寸弦，邪干于上而头痛；阴弦即尺弦，阴盛于下故腹痛。

72. 紧脉主寒，又主诸痛。浮紧表寒，沉紧里痛

此言紧脉及其兼脉主病。寒则收引故脉紧，经脉拘急而为痛。浮紧主寒邪袭表，沉紧主里寒冷痛。

73. 长脉气平，短脉气病。细则气少，大则病进。浮长风痫，沉短宿食。血虚脉虚，气实脉实。洪脉为热，其阴则虚。细脉为湿，其血则虚

此论脉之长短大小主病。脉长气平，当长而和缓，为正强气昌之象。短以气不足以前导，故脉两头缩缩不及本位。细乃阴血不足，不能充盛血脉。若细主气少，其细必兼无力。大则邪盛，故病进。

风痫为一病名，风火相搏而痫生，脉当浮长。宿食滞碍气机致脉沉短。血虚气浮故脉虚。气实当为邪气盛，搏击气血而脉实。洪脉为热，热盛则阴液消耗，其阴则虚。

阴虚不足，不能充盈血脉而脉细。细又主湿，以湿为阴邪，易伤阳气，易阻气机，气血遏阻则脉细，其细当细而软。

74. 缓大者风，缓细者湿。缓涩血少，缓滑内热

风伤卫，脉浮缓；风为阳，卫强阳盛致脉大。缓为脾虚，细为湿阻。缓为气虚，涩为血少，气血不足而缓涩。热则纵，故脉缓，其缓当缓大而纵。滑脉为阳，主热盛，故缓滑主内热。

75. 濡小阴虚，弱小阳竭。阳竭恶寒，阴虚发热

濡乃浮而柔细，又兼短小，皆不足之象，阴血不足者有之，阳气虚弱者亦有之。弱乃沉细无力，又兼短小，阳虚无疑。阳虚则寒，阴虚则热。

76. 阳微恶寒，阴微发热。男微虚损，女微泻血

寸为阳，微脉见于寸故阳虚而恶寒。尺以候肾，微脉见于尺多主阳虚；尺为阴，阴虚而尺当细数，阴虚则内热。尺微属阳虚，抑或阴虚，当结合舌色、症状来判定。男子脉微为虚损，精血亏耗，阳气虚衰；女子脉微亦虚极。泻血，缘于阳气衰，不能统血、摄血所致。

77. 阳动汗出，阴动发热。为痛为惊，崩中失血

阴虚阳搏而为动，阴虚则内热。阳盛迫津外溢而为汗，迫血妄行而为崩中失血。惊则气乱而脉动，痛则气血乖戾而脉动。

78. 寒虚相搏，其名为革。男子失精，女子失血

革居浮位，其象弦大而绷急，按之空豁，主虚寒。虚寒当分看。虚，包括阴阳气血虚；寒乃阳虚阴盛而言，皆可令气浮而革。正虚不固而为失精，血失固而为亡血。

79. 阳盛则促，肺痈阳毒。阴盛则结，疝瘕积郁

促为数而一止，阳盛而有留滞，故数而一止。气血壅遏，蒸腐而为痈。痈发于肺而为肺痈，发于他处而为其他痈。热亢而为阳毒，或咽痛溃烂，或身痛发斑，或目赤如鸠，或疖肿疮疡等。结为阴盛而有留滞，气血凝滞，而为疝瘕积郁。

80. 代则气衰，或泄脓血。伤寒心悸，女胎三月

代脉缘于气血不能相继；或脏气衰败而不得相继；或疮疡溃败，气血耗伤而不相继；或伤寒邪伤正气而不相继；或血聚以养胎，经脉之中一时气血少而不相继，致脉有歇止，相互更代。

81. 脉之主病，有宜不宜。阴阳顺逆，凶吉可推

脉是阴阳气血邪正盛衰之外现，因而脉可反映疾病的性质、病位、程度以及转归、预后，判断其吉凶顺逆。

82. 中风浮缓，急实则忌。浮滑中痰，沉迟中气。尸厥沉滑，卒不知人。入脏身冷，入腑身温

诸症皆有昏厥表现。中风有真中、类中之分，可由正虚渐积而成。

浮缓风虚，脉证相应为顺，急实正不胜邪，当忌。中痰缘痰蔽心窍而昏厥风动，脉见浮滑，邪实证实，为顺。中气，乃因情志怫逆，气闭而昏厥，气血不畅，故脉沉迟。

尸厥，乃神昏肢厥，其状如尸。脉沉而滑，乃气血并菀，痰气交阻，属实证，为顺。元气衰乃入脏，故身寒；正气尚强，邪不能深入而在腑，故身温。

83. 风伤于卫，浮缓有汗。寒伤于营，浮紧无汗

风为阳邪，伤于卫而卫强，腠理不固而汗泄，此即太阳表虚证。寒为阴邪，伤人营阴，营血敛泣而无汗。

84. 暑伤于气，脉虚身热

暑为天行火热之邪，其性酷烈。"壮火食气"，气为热伤而脉虚，热盛而身热。

85. 湿伤于血，脉缓细涩

湿可伤阳阻气，阳气伤而血行不畅，脉缓细涩，并非血枯之涩，乃因邪阻所致。

86. 伤寒热病，脉喜浮洪。沉微涩小，证反必凶

伤寒热病，当为广义伤寒。邪已化热，热盛而脉浮洪。若按之脉有躁急之象，虽沉微涩小，乃热邪郁伏所致，未必凶恶。若沉微涩小无力，为邪盛正气已衰，阳证见阴脉，脉证相反，故凶。

87. 汗后脉静，身凉则安；汗后脉躁，热甚必难

汗后脉静身凉为邪已退，病愈。汗后身热脉躁，邪不为汗衰，正不胜邪，此为阴阳交，阴阳交者死。

88. 阳病见阴，病必危殆；阴病见阳，虽困无害

阳病见阴脉，首先要辨别是真阴脉还是假阴脉。若脉虽沉迟涩细短小，按之有力且有躁急之感，皆邪气闭郁气机，非真阴脉；若按之无力、无神，方为真阴脉，为正气已衰，脉证相违，病当危殆。

阴病见阳脉，首先分析是真阳脉还是假阳脉。若脉浮大滑数，中有和缓之象，此是正气来复之象，虽困无害。若脉虽浮大洪数，按之强劲搏指，无柔和之象，亦非真阳脉，乃真气外泄，胃气已败，为逆，为困。

89. 上不至关，阴气已绝，下不至关，阳气已竭

寸为阳、为上，尺为阴、为下。阴升阳降，阴阳相交。关为阴阳升降之关隘，为枢。阴升上不及关，阴绝可知。阳降下不及关，阳竭已昭。

90. 代脉止歇，脏绝倾危。散脉无根，形损难医

代脉动而中止，乃脏气已绝，不能自还，更代而复动，故危殆见于俄顷。散脉涣漫无根，真气离散，破脱肉形已坏，难免沉疴。

91. 饮食内伤，气口急滑

饮食所伤，食积不化，搏击气血而激扬波澜，故脉滑。右寸为气口，属肺，主气。气被遏而激荡，故滑见寸口。伤食亦可滑见三部。

92. 劳倦内伤，脾脏大弱

劳倦伤脾，脾伤而生化竭乏，气虚而脉弱，阴火内炽而脉大。有似外感，实则内伤。

93. 欲知是气，下手脉沉，沉极则伏，涩弱久深

气血不得外达故脉沉。沉而涩弱乃气血无力外达，为病久正虚而脉深。沉而有力，乃气滞不畅，气血不得外达。伏则脉较沉更加深藏，推筋至骨乃得。

94. 火郁多沉

气郁而化火，因其气郁，故脉沉。外感化热，热邪亦可阻闭气机而为郁热，脉见沉。痰食、瘀血蕴久化热，亦可阻闭气机而脉沉。其沉，或兼数实，或兼迟涩，依其气机闭郁程度而异，然中必有一种似数非数、躁急不宁之感。

95. 滑痰紧食

痰、食，皆有形之邪。食积可致滑脉、紧脉、伏脉，《脉诀》中已有述及。为什么同一食积出现不同脉象？主要因阻滞程度不同，阻滞轻的，搏击气血而为滑；重者，阳气不能敷布，经脉失于温煦而拘急为紧；再重，则气机阻闭，脉则伏，甚至厥。痰可滑，其实痰亦可出现紧脉，对此，脉学中尚无明确记述。饮脉弦，这是明确的。痰与饮同为阴邪，弦与紧同为经脉拘急收引之象，故有痰可见紧脉，临床亦确有因痰而弦紧者。

96. 气涩血芤

气滞不行，血亦不畅，故脉涩。血脱气浮故脉浮大中空而为芤。

97. 数火细湿

数当分虚实，数而有力为火热，无力为虚。湿遏气机而脉细兼软。

98. 滑主多痰，弦主留饮。热则滑数，寒则弦紧，浮滑兼风，沉滑兼气，食伤短疾，湿留濡细

此言滑脉及其兼脉主病，滑主痰，弦主饮。滑数为痰热，寒痰则弦紧，浮滑痰兼风，伤食滑而短疾，湿盛濡细。

99. 疟脉自弦，弦数者热，弦迟者寒，代散者折

疟脉当弦，为疟之正脉。弦数有热，弦迟有寒。疟见代散之脉，脏气竭乏而散越，当然夭折。

100. 泄泻下痢，沉小滑弱，实大浮洪，发热则恶

泄痢，脉喜见沉小滑弱，正虽虚而邪已退。实大浮洪且身热，邪盛病进，故恶。

101. 呕吐反胃，浮滑者昌，弦数紧涩，结肠者亡

人以胃气为本，禀水谷精华以养。呕吐后胃气尚强，可鼓荡血脉而浮滑。若化源告溃，经脉失濡，弦紧拘急，枯涩而数，柔和之象已失，大肠失濡而肠结不通，故亡。

102. 霍乱之候，脉代无讶；厥逆迟微，是则可怕

霍乱吐泻，"吐下之余，定无完气"，气暴耗，津暴伤，血脉一时不续而脉代，此病脉而非死脉，故无讶。若四肢厥逆而脉微迟，乃阳气已亡，故可怕。

103. 咳嗽多浮，聚肺关胃，沉紧小危，浮濡易治

肺为华盖，视为娇脏，其气通于天，外邪袭人多伤于肺，致肺失宣降而咳，其脉多浮。脾为生痰之源，肺为贮痰之器。脾胃不足，津液不布，聚而为痰，上干于肺，致肺气逆而为咳。

痰聚阳位，脉当浮。肺之平脉本浮，肺虽受邪，脉尚得浮，示肺气尚强，易愈，若沉紧小，见诸阴脉，说明肺气已被耗损，故危。浮濡虽肺气已伤，然邪已退，故易治。

104. 喘急息肩，浮滑者顺。沉涩肢寒，散脉逆证

喘急有虚实之分。邪迫于肺而喘急，脉浮滑为阳脉，正气尚强，故为顺；沉涩肢寒，正气已衰，气短难续而喘，为逆；若脉散而喘急肩息，肺气已然散越，危。

105. 病热有火，洪数可医；沉微无火，无根者危

火热为阳邪，洪数为阳脉，脉证相合为顺，可医。若脉洪数，沉取细微无力，乃阴盛格阳，无根之火浮游于外，故危。

106. 骨蒸劳热，脉数而虚；热而涩小，必殒其躯

阴虚骨蒸发热，脉当细数，或虚数，若脉涩小，阴虚已甚，不能制阳，故殒其躯。

107. 劳极诸虚，浮软微弱。土败双弦，火炎急数

证虚脉当虚。然浮软微弱，正已虚甚。脉双弦，强劲不柔，为胃气已败。火炎急数，独阳无阴。

108. 诸病失血，脉必见芤，缓小可喜，数大可忧

血失气越而脉浮大，血不充盈而中空。数大而实为邪热盛，血不得

平脉辨证脉学心得（第二版）

宁，势将继续出血；数大而虚为气脱，正气不敛，故可忧。缓小为邪退，血得静而失血止，或为浮越之气已敛，故可喜。

109. 瘀血内蓄，却宜牢大。沉小涩微，反成其害

瘀血内蓄，脉牢大，为脉实正强，脉证相合为宜。然牢大太过，邪气太盛，亦非所宜。沉小涩而微，为正气衰，久则成劳，为其所害；若虽沉小涩，按之有力，为气血阻滞，势在必然，尚未足虑。

110. 遗精白浊，微涩而弱。火盛阴虚，芤濡洪数

肾虚不固，遗精白浊，当现微涩而弱不足之脉；若芤濡洪数，乃阴竭阳越，为逆。

111. 三消之脉，浮大者生，细小微涩，形脱可惊

三消总因燥热太盛，脉宜浮大；若细小微涩，阴液枯竭，更兼形销骨立，多致不救。

112. 小便淋闭，鼻头色黄，涩小无血，数大何妨。

小便淋闭，鼻头黄，脉见数大，为湿热困阻三焦，气化不利，虽淋涩殊甚亦无妨。清热利湿，气化得行，小便自畅。若小便淋闭，湿热蕴阻，反见涩小之脉，阴血枯涸，为邪未去而正已伤，利之伤阴，柔之碍湿，两相掣肘，治之殊难。

113. 大便燥结，须分气血，阳数而实，阴迟而涩

大肠得以传导，必阳气之推荡，精血之滋润。若气分邪阻不能推荡，或气虚无力推荡，可致大便燥结，此属气分。若精血亏耗，不能濡润，属血分。阳数而实，乃热结阳明之腑实证。阴脉迟涩为津液、精血亏，大肠失润而燥结。

114. 癫乃重阴，狂乃重阳。浮洪吉兆，沉急凶殃

狂证属阳，脉见浮洪，脉证相合，为吉。癫证属阴，若见浮洪，阳复之征，亦为吉。沉急，为强急不柔，胃气亡，为凶殃。

115. 痫脉宜虚，实急者恶，浮阳沉阴，滑痰数热

痫本因痰，脉见虚缓，邪势不甚，为宜；实急不柔，邪盛而胃气已伤，为恶。脉浮属阳痫，脉沉为阴痫，滑数为痰热盛。

116. 喉痹之脉，数热迟寒，缠喉走马，微伏则难

喉痹，即喉闭，表现为咽喉红肿疼痛、声哑、吞咽不利等。可因内有

积热，阴虚内热，内热所客，或内外合邪而发。"缠喉""走马"，皆为喉科急症，缠喉风除咽喉内外红肿疼痛之外，主要特征为呼吸困难甚则喘憋窒息。喉风以其来势迅猛，而曰走马喉风，多因热毒所致，故脉数。脉伏乃热毒闭伏，脉迟为火被寒郁。若脉微，或迟而无力，可因阴寒内盛，虚阳浮越，上灼于喉而发。

117. 诸风眩运，有火有痰，左涩死血，右大虚看

诸风掉眩，固多属肝，然因火上扰，痰饮水湿上犯，瘀血阻遏清阳，正虚阳气不升，阴血不荣，以及外邪所客等，皆可生风晕眩。有火者，脉当弦数；有痰者，脉当弦滑。左脉主血，涩为血瘀；右脉主气，大而无力为虚。

118. 头痛多弦，浮风紧寒，热洪湿细，缓滑厥痰，气虚弦软，血虚微涩，肾厥弦坚，真痛短涩

弦为拘急收引、气血不得鼓畅之象。邪气遏阳，经脉失于温煦而弦；或阳虚不能温煦，亦可脉弦。经脉拘紧不畅，头痛乃作。脉浮弦者，头痛多因风客；脉弦紧者，头痛多因寒袭；脉弦洪者，因热而作；脉弦细软者，因湿而发。

痰厥阻痹清阳而头痛，脉多弦缓滑。气虚头痛脉多弦软；血虚者脉弦涩，或弦细涩。肾阳虚，厥气上逆，脉弦而坚。真头痛，气血阻甚，经脉滞塞而短涩。

119. 心腹之痛，其类有九。细迟从吉，浮大延久

九类心腹痛，《金匮要略心典》于九痛丸下云："九痛者，一虫、二注、三风、四悸、五食、六饮、七冷、八热、九去来痛是也……因于积冷结气所致者多耶。"

细迟乃积冷结气阻遏气血，不通而痛，以其脉证相合故言吉。阴盛于内而浮大者，有力者为邪盛；无力者为虚阳浮越，或邪实，或正虚，皆难收捷效。

120. 疝气弦急，积聚在里，牢急者生，弱急者死

疝为肝寒之疾，肝病脉当弦。寒积于里，脉牢急，正气尚强，故生。弱急者，弱为正气已衰，急为邪气尚盛，故性命堪虞。

121. 腰痛之脉，多沉而弦，兼浮者风，兼紧者寒，弦滑痰饮，濡细肾著，大乃肾虚，沉实闪胁

腰为肾之府，膀胱经所循行，腰痛多关及于肾和膀胱，实者在经，虚者在肾。沉而弦者寒，沉弦兼紧者寒。若沉弦紧按之无力为肾阳虚。沉脉何以兼浮？失之斟酌。弦滑痰饮阻于经络。濡细为湿气下流于肾，名肾著。肾虚腰痛脉大者必按之虚。脉沉实而腰痛，当属实证。或因闪挫，气血不行，或因邪实，阻塞经络。

122. 脚气有四，迟寒数热，浮滑者风，濡细者湿

脚气分干脚气、湿脚气。足胫肿大，软弱麻木者为湿脚气；不肿但麻软为干脚气。有偏风、偏寒、偏湿、偏热之别，热数、寒迟，风浮、湿濡。

123. 痿病肺虚，脉多微缓，或涩或紧，或细或濡

痿即肢体痿废，《内经》责之"肺热叶焦"，水谷精微不得布散，四末失于濡养发为痿。因于肺虚，脉多微缓。痿亦可发于阳明、肝肾、湿气下注等。涩乃血枯不荣而痿。紧为寒或阳衰，筋脉拘急而痿。濡细为湿气下注，筋脉弛长而痿。

124. 风寒湿气，合而为痹，浮涩而紧，三脉乃备

痹乃肢体关节疼痛、酸沉肿胀为主要表现。多因正气不足，复因风寒湿三气杂至合而为痹。风浮，寒紧，正虚邪阻而涩。

125. 五疸实热，脉必洪数，涩微属虚，切忌发渴

五疸，《金匮要略》分为黄疸、谷疸、酒疸、女劳疸、黑疸，后世分阳黄、阴黄两类。阳黄因湿热熏蒸而黄。湿蕴热盛，脉宜洪数。湿郁气阻，汗溺不通，更因热盛湿阻而渴饮，水湿不运，湿蕴更著，热不透达，湿遏热伏，热蒸湿横，交互恣疟，故恶。

若湿热伤阴而渴，湿热未去，阴已伤，滋之助湿，利之伤阴，寒之碍湿劫阴，治颇棘手，亦恶。涩微者，正气衰，精血涸，黑疸、女劳疸者是。

126. 脉得诸沉，责其有水，浮气与风，沉石或里，沉数为阳，沉迟为阴，浮大出厄，虚小可惊

水病，水阻气机而脉沉。浮则风水相搏，为风水。沉则为正水、石水。无水虚胀者为气，风气相击，身体浮肿，故脉浮。沉数为水与热合，为阳水，沉迟为水与寒搏，为阴水。

《金匮要略》云："水病脉出者死。"水为阴，脉当沉，反浮大者，真气反外出于水之上，根本脱离，而病气独盛，故厄。虚小为水盛正衰，故可惊。

127. 胀满脉弦，土制于木，湿热数洪，阴寒迟弱，浮为虚满，紧则中实，浮大可治，虚小危极

胸腹胀满，因于木克土者，脉当弦；因于湿热蒸迫，脉当洪数；若因阳气虚衰不运而胀者，脉当迟弱；浮而按之无力者，为正虚升降失司而痞满；食积、寒饮等遏阻气机而胀，邪实脉实。胀为有余之症，浮大有力为正强，可治；虚小为正衰，故危。

128. 五脏为积，六腑为聚，实强者生，沉细者死

积聚指腹内肿块而言，积为有物可征，在血在脏；聚为聚散无常，按之无物，属气属腑。血瘀当破，气聚当疏。实强者，正气强，堪任攻伐；沉细者正气虚，治之棘手，预后不良。

129. 中恶腹胀，紧细者生，脉若浮大，邪气已深

中恶，即痧胀，感受秽浊之气，阻蔽神明，滞塞气机，昏瞀烦乱，胸腹室闷，气机逆乱，吐泻不得。脉见紧细，乃秽浊闭阻气机。浮大者，邪气太盛，耗散正气，正气散泄而浮大，致虚邪更深入，治之颇难。

130. 痈疽浮散，恶寒发热，若有痛处，痈疽所发，脉数发热，而痛者阳，不数不热，不疼阴疮，未溃痈疽，不怕洪大，已溃痈疽，洪大可怕

当痈疽散漫尚未成形时，亦恶寒发热脉数，有似外感。外感之痛，头身骨节痛，不集一处；痈疽之痛，止于一处。此即《伤寒论·辨脉法》云："诸脉浮数，当发热而洒淅恶寒，若有痛处，饮食如常者，蓄积有脓。"痈疽痛热脉数为阳，不热、不痛、不数为阴疮。痈疽未溃，热邪郁蓄，鼓涌气血而脉洪大，与证相宜，不必惧怕。痈疽已溃，脓血出而邪宜衰。若溃而不衰，热毒太盛，脉大病进，故可虑。

131. 肺痈已成，寸数而实。肺痿之形，数而无力，肺痈色白，脉宜短涩，不宜浮大，唾糊呕血

肺痈，因热灼于肺，伤其血脉，蓄结痈脓，故寸脉实滑数，症见胸痛

寒热、口干喘满等症，初唾脓痰如米粥，痈溃则咳唾脓血。若肺痈面色白者，当属阴寒凝结于肺而成，故脉宜短涩，可宗阳和汤治之；若脉浮大无力，乃为气越；若浮大洪数有力，为火来克金，均非所宜。肺痿即肺叶萎弱不用，因热灼津伤所致，以咳唾涎沫为主症，证属虚热，故脉数无力。但肺痿亦有虚寒者，当予甘草干姜汤温之。

132.肠痈实热，滑数可知，数而不热，关脉芤虚，微涩而紧，未脓当下，紧数脓成，切不可下

肠痈，即肠生痈，少腹肿痞皮急，按之痛，发寒热。因于胃肠蕴热所致，故脉滑数。若脉虽数，以手掩肿上而不波动者，为无脓。痈溃气血伤者，关脉芤虚。若脉微涩而紧者，邪暴遏而荣未变，未成脓时当逐其邪，以邪在肠，因势利导，下而逐之。热盛气血被腐，脓已成。"不可下"，当观证情而定，不可拘泥。

133.妇人之脉，以血为本，血旺易胎，气旺难孕，少阴动甚，谓之有子，尺脉滑利，妊娠可喜，滑疾不散，胎必三月，但疾不散，五月可别，左疾为男，右疾为女，女腹如箕，男腹如釜

妇人以血为本，阴脉当旺。血以养胎，血旺易受孕成胎。血少气旺胎难成。心主血，手少阴脉动甚者，即心脉滑利。心主血，血聚以养胎而心脉动，知有子。尺主肾，胞胎所系。尺滑利，阴血盛，知已妊娠。

"滑疾不散"，散，非散脉，乃孕三月，胎已成形，脉体见敛，阴血聚结之象。五月胎已长，血转化而为形体，脉之血已不似前之盛，故脉但疾而不滑散。

男胎左疾，疾者胜之意，左为阳，以男为阳居左，胎气钟于阳，故左胜；女胎右疾，右为阴，以女为阴居右，胎气钟于阴，故右胜。这种脉象有一定参考意义，但非定如此。女胎面母腹，足肢抵腹，故形如箕；男胎面母背，腰脊抵腹，故形圆如釜。

134.欲产之脉，其至离经，水下乃产，未下勿惊

临产之时，胞胎迸裂，气血动荡，脉象与妊娠期忽异，此即离经之脉。胎水先下，胎儿始娩；若胎水未下，宜静候勿惊。

135.新产之脉，缓滑为吉，实大弦牢，有症则逆

新产之妇，气血两虚，脉尚缓滑者，知血未枯，气未夺，故为吉。若实大弦牢，无柔和之象，乃气血衰，胃气散，真气外泄，皆与新产之脉相悖，若外症随起，凶危立见。

136. 小儿之脉，七至为平，更察色症，与虎口纹

小儿稚阳，脉较成人为数，一息七至为平。小儿气血未充，身短脉小，察脉也只能知其大略，当进而察其指纹、色症综合分析判断。

137. 奇经八脉，其诊又别，直上直下，浮则为督，牢则为冲，紧则任脉，寸左右弹，阳跷可决，尺左右弹，阴跷可别，关左右弹，带脉当诀。尺外斜上，至寸阴维，尺内斜上，至寸阳维

此言奇经八脉之脉象。奇经无脏腑与之相配，故曰奇。脏腑之脉，寸关尺有定部，弦钩毛石有定象，奇经则形状固异，隧道亦殊，病证不同，故诊治自与十二正经有别。督脉浮弦，冲脉牢，任脉弦紧，阳跷寸紧，阴跷尺紧，带脉关紧。阴维由尺外斜上至寸，阳维由尺内斜上至寸。

138. 督脉为病，脊强癫痫。任脉为病，七疝瘕坚。冲脉为病，逆气里急。带主带下，脐痛精失。阳维寒热，目眩僵仆。阴维心痛，胸胁刺筑。阳跷为病，阳缓阴急。阴跷为病，阴缓阳急。病痛瘕疝，寒热恍惚，八脉脉症，各有所属

此言奇经八脉之主病。督脉为病，脊强反折，癫痫。任脉为病，疝瘕。冲脉为病，逆气里急。带脉为病，腹满腰重，带下。阳维为病苦寒热。阴维为病苦心痛。阳跷为病，则阴缓而阳急。阴跷为病，则阳缓而阴急。八脉脉象不同，主病各异。

139. 平人无脉，移于外络，兄位弟乘，阳溪列缺

此言斜飞脉或反关脉。

140. 病脉既明，吉凶当别。经脉之外，又有真脉。肝绝之脉，循刃责责。心绝之脉，转豆躁疾。脾则雀啄，如屋之漏，如水之流，如杯之覆。肺绝如毛，无根萧索，麻子动摇，浮波之合。肾脉将绝，至如省客，来如弹石，去如解索。命脉将绝，虾游鱼翔，至如涌泉，绝在膀胱。真脉既形，胃已无气。参察脉症，断之以臆

此言真脏脉。

肝之真脏脉，弦细坚搏，如循刀刃，主肝绝。

心之真脏脉，短实坚强，如循薏苡子累累然，即为转豆，主心绝。

脾之真脏脉如鸟喙之坚；如屋漏之良久一至，不能接续；如水流不返；如杯覆不收；主脾绝。

肺之真脏脉，飘浮无根，如风吹毛，如毛羽之中人肤，脉如麻子动摇，如微波叠合，主肺绝。

肾之真脏脉，如客之访，来去无常，来如弹石之坚，去如解索之散，主肾绝。

命门之绝脉，如虾游，静中一跳；如鱼翔，潜中一跃；或如泉涌浮泛于外，有出无入，主肾绝，膀胱之气亦绝。

若真脏脉形已现，胃气已绝，再察色症，参照推断。

"溯本求源　平脉辨证"
脉案

目　录

本篇将通过临床实例，阐明吾对中医辨证论治体系的理解和实际运用。全部医案将分成 5 个部分，各举 10 例。一是以脉诊为中心的辨证方法的案例举隅；二是恒动观的案例举隅；三是胸有全局案例举隅；四是脉舌相左的案例举隅；五是对跟师学习人员病历的批改案例举隅。

部分病例曾于拙著刊载，此次复用，则着重从脉诊角度来说明我的思辨方法。

一、以脉诊为中心辨证论治案例举隅

以脉诊为中心的辨证论治方法，其实各案皆有体现，此处列专题论述，意在强调以脉为主的这一辨治方法

例 1：阴竭阳越

尹某，女，67 岁。1977 年 5 月 16 日初诊。

患者于 1977 年 5 月 12 日患急性心梗（心肌梗死，下同）并发心源性休克，心电图示后侧壁广泛心梗，经西医全力抢救 3 日，血压仍在 20～40/0～20mmHg。为保证液体及药物输入的静脉通路，两侧踝静脉先后剖开，均有血栓形成而且粘连。因静脉给药困难，抢救难以继续，仅间断肌内注射中枢兴奋剂。家属亦觉无望，亲人齐聚，寿衣备于床头，以待时日，此时请中医会诊。病者喘促，气难接续，倚被端坐，张口抬肩，大汗淋漓，头面如洗。

脉：阳浮大而尺无根。舌光绛无苔且干敛。面赤如妆，浮艳无根。

辨证：阴竭于下，阳越于上。

治法：收敛元气以救脱。

处方：张锡纯用山茱萸法。

山茱萸 45g，去核，浓煎频服。

下午 3 点开始进药，当日晚 9 点，血压升至 90/40mmHg，喘势见敛。连续两日，共进山茱萸 150g，阳脉见敛，尺脉略复，喘促大减，血压 110/70mmHg。至第 5 日，两关脉转弦劲而数，并发胸腔积液、心包积液，胸脘疼痛憋气，改用瓜蒌薤白白酒汤加丹参、赤芍，化痰化瘀宣痹，至第 8 日拍胸片，诊为心包积液并胸腔积液。两寸脉弦，中医诊为饮邪犯肺，上方加葶苈子 10g、大枣 7 枚。一剂胸中豁然，再剂症消。后用养阴佐以

化瘀之品，调理月余，病情平稳。两踝剖开处溃烂，骨膜暴露，转外科治疗 4 个月方愈。出院时心电图仅留有病理性 Q 波。

按：阳脉浮大而阴脉细欲绝，此即阴竭阳越之脉。阳脉之大，可三四倍于阴脉，此为关格之脉。

阳旺阴弱之脉，可见于 8 种情况：

一是阳旺数实有力，尺脉细数，此水亏火旺，当泻南补北，代表方剂为黄连阿胶鸡子黄汤。

二是阳脉洪大，尺细数，此水亏而势盛于上焦气分，当滋下清上，代表方剂为玉女煎。

三是阳脉大然按之无力，尺细数者，此阴竭阳越，阴虚不能内守，虚阳浮越于上，法当滋阴潜阳，代表方为三甲复脉汤。

四是阳脉旺然按之无力，尺脉微细者，此阴盛格阳，虚阳浮越而成格阳、戴阳，法当引火归原，使浮游之火下归宅窟，代表方剂为白通加猪胆汁汤、通脉四逆汤等。

五是阳脉虚大，尺细数按之不足者，乃肾之阴阳两虚，虚阳浮越于上，法当双补肾之阴阳合以潜镇浮阳，代表方为三甲复脉汤合右归丸加减。

六是阳脉旺而有力，尺脉沉细躁数者，此郁火上攻，法当清透郁火，代表方为升降散。

若脉尚难遽断，可进而察舌，阴亏者，舌当光绛无苔；阳虚者舌当淡嫩，或淡嫩而暗；火郁者，舌当红或绛，苔黄干。

七是阳脉数实有力，尺脉沉弦紧者，此为上热下寒，治法清上热散下寒，代表方为泻心汤合麻黄附子细辛汤。

八是阳脉数实有力，尺脉沉细无力，此为上热而下虚寒，法当清上温下，代表方为泻心汤合右归丸或金匮肾气丸加减。

本案脉阳旺阴弱，阳脉大于阴脉三四倍，已成关格之脉，阴竭于下，阳越于上，致面红如妆，脱汗如洗，喘促端坐，张口抬肩，心中惕惕大动，血压几无，生命悬于一线。法当急敛浮越之真气，仿张锡纯法，重用山茱萸以救脱。

例 2：亡阳

靳某，男，6 岁。1964 年 2 月 18 日初诊。

吐泻 5 日，身冷如冰，呼之不应，呼吸微弱，肛门如洞，断续暗红色粪水渗出。全家围于床前，号啕大哭，呼天抢地。

脉寸口已无，趺阳脉微。面色如土。

辨证：亡阳，一丝胃气尚存。

治法：急救回阳。

处方：参附汤加减。

红参 15g　　　炮附子 10g　　　干姜 5g

浓煎，不断地一滴一滴捺入口中。经半日，两煎服尽，阳气竟回，身温目睁，肢体亦可移动。寸口脉虽微弱，然已可触知。继予上方加赤石脂 10g，回阳救逆，固涩下元。1 剂后洞泄亦止。三诊又加山茱萸 15g，2 剂。阴阳两兼，药尽而愈。

按：吐泻，寸口脉已绝，且身如冰，神识已昧，呼吸微弱，洞泄不止，面色如土，显系亡阳。当寸口脉已绝时，必查趺阳，趺阳脉尚在，知胃气尚存，仍有救治的希望。急予参附汤，回阳救逆。

此例何不加人尿、猪胆汁或山茱萸等反佐之品？因辨证亡阳，纯属阳气衰竭，并无面赤如妆、阳脉浮大等虚阳浮越之征，不是阳越，而是阳亡，故以回阳为急务，不加反佐，以免牵扯回阳之力。景岳云："善补阳者，必于阴中求阳。"此案回阳，何不加养阴之品助其阳生？因此乃一派阴寒，当以救阳为急务，非比久病阴阳两虚者。景岳进而明确指出："以精气分阴阳，则阴阳不可离；以寒热分阴阳，则阴阳不可混……故凡阳虚多寒者，宜补以甘温，而清润之品非所宜；阴虚多热者宜补以甘凉，而辛燥之类不可用。"此案一派阴寒，不宜用清润阴柔之品，不仅不能生化无穷，反而掣碍回阳之务。

皆云亡阳有脱汗，此例即无。亡阳者，当虚阳浮越之时，方伴脱汗，若无阳越则无脱汗。

例 3：大气下陷

尚某，男，40 岁，工人。1965 年 2 月 12 日初诊。

咳喘气短 3 年余，至冬则重。十九日前，因抬重物而喘剧，胸痛室闷，时感恶寒，不欲饮食，口中流涎如涌泉，动辄气短心悸，呼吸浅促甚急，犹跑百米之后状。脉弦细无力，舌尖稍红苔白。余以恶寒无汗而喘急，为外寒引发伏饮，予小青龙汤 2 剂，病有增无减，反喘急欲脱，脉沉细而弱。忆张锡纯先生升陷汤，治大气下陷，脉虚胸窒，喘促气短难续，颇似此症。

辨证：大气下陷。

治法：升举大气。

处方：升陷汤加减。

人参 6g	生黄芪 15g	知母 6g	桔梗 6g
升麻 6g	柴胡 6g	当归 9g	甘草 6g

2 剂，水煎服。

2 月 17 日三诊：昨夜服药后，患者寒战烦躁，盖被出汗后，顿觉胸中豁然，气短显著减轻，继予升陷汤 3 剂而安。因遗有胸痛，舌苔黄腻，改用升阳益胃汤加减，方中有陈皮、川厚朴，又觉气短难续似喘，知其大气未复，不耐行气破散，又改从前方 6 剂，诸症皆除。

按： 此案素有哮喘夙根，元气本衰，兼以抬重物努责伤气，致大气下陷，气短难续，气不摄津而涎如泉。小青龙汤证为外寒内饮，喘憋胸闷，呼吸困难，脉当弦紧，大气下陷者脉当虚。本已气虚而陷，复用小青龙汤散之，其气更虚，故病转剧。

服升陷汤后，战而后汗者，乃战汗也。战汗多见于温病，谓温病解之以战，而内伤杂病见战汗者，实属罕见。余学识浅薄，读过的医书、医案中未曾见过。战汗亦有虚实两类：邪伏募原，阻隔表里之气，而且寒热头身痛者，溃其伏邪，表里之气通，奋而祛邪外出，可战而汗解；正虚者，待正气来复，奋与邪战，亦多可战汗。

小柴胡汤证之汗出，乃蒸蒸而振，此乃战汗之轻者。小柴胡汤证本为半阴半阳证，出则三阳，入则三阴。本已正虚，无力祛邪，邪正交争而寒热往来。服小柴胡汤，人参、姜、草、枣益胃气，扶正以祛邪，正气奋与邪争乃蒸蒸而振。此案服升陷汤而战汗者，当为大气复，表里气通，奋与邪争而作战汗。

三诊因苔腻加陈皮、厚朴行气化浊，因大气始复未盛，不堪行散，故又气短。健壮之人，橘皮尚且泡水饮，而正气馁弱之人，虽陈皮之平亦足以伤气。吁，重病之人，用药必丝丝入扣，来不得半点差池。

181

例4：真寒假热

刘某，男，79岁。退休工人。1982年1月3日初诊。

两个月前，因高热39℃以上，持续不退而住院。初以为外感，治疗未效；继之胸片发现肺部阴影，以肺炎治疗未效；又经9次查痰，7次发现癌细胞，并经气管镜检查确诊为肺癌（当时无CT），因治疗无望而转回家中。诊时仍高热39.3℃～39.8℃，身热而畏寒肢冷，蜷卧，口中干热如开水烫，渴喜冷饮，且一次食冰糕两支，觉得心中舒服，面色黧黑而两颧浮红，咳嗽痰多，呕吐，胸闷气短，大便干结，神识尚清。

脉数大按之虚，舌淡暗无苔且润。

辨证：阴盛格阳，真寒假热。

治法：温阳救逆，引火归原。

处方：参附汤加减。

| 红参10g | 炮附子12g | 干姜5g | 白术10g |

山茱萸15g

另用吴茱萸面，醋调敷足心。

1月5日二诊：服上方2剂，身热竟退，尚肢冷畏寒蜷卧，口已不热，且畏食冰糕；仍咳嗽多痰，便干。两颧红色已消，脉尚数已不大，按之无力。此浮阳已敛，虚寒本象显露。仍予温阳救逆，引火归原。

| 红参10g | 炮附子12g | 肉桂6g | 干姜6g |
| 山茱萸15g | 肉苁蓉15g | 炙甘草6g | |

此方进退连服15剂，春节后已可背上马扎，自行到大街上晒太阳。

按：真寒假热，乃阴阳行将离决，缘于阳气虚衰，阴寒内盛，虚阳不能固于其位而浮越。浮于外者谓之格阳，浮于上者谓之戴阳。其临床特点为外呈一派热象，内显一派寒象。景岳曾细致描述其临床特征，谓"假热亦发热，其证则亦为面赤躁烦，亦为大便不通小便赤涩，或为气促咽喉肿痛，或为发热脉见紧数等证""其内证则口虽干渴必不喜冷，即喜冷者饮亦不多……或气短懒言，或色黯神倦，或起倒如狂而禁之则止，自与登高骂詈者不同，此虚狂也""凡假热之脉，必沉细迟弱，或虽浮大紧数而无力无神"此热，自觉躁热殊甚，欲卧泥地，欲入井中。经此案，始知假热体温亦可高。

寒热真假，务在辨清孰真孰假。辨别关键在于脉，正如景岳所云："察此之法，当专以脉之虚实强弱为主。"脉之强弱，以沉候为准，虽身热如火，脉洪大数疾，若沉取无力，即为假热。虽身冷肢厥，昏愦息微，脉沉小细迟紧，若沉取有力而见躁者，即为假寒。若脉症尚难判明，则当进而察舌。舌淡胖嫩滑，必是阳虚阴盛，真寒假热；舌红绛苍老坚敛、干燥少津，必是热结于内，真热假寒。然亦有阴寒盛而舌红者，此阳虚寒凝，血运不畅，致血凝泣而舌红，此红多兼嫩暗，必不干敛、苍老。此乃吃紧之处，医者望留意于此。

本案以参附汤益气回阳。阳越于外，施之辛热，防其阳未复而浮越之阳更形脱越，故加山茱萸敛其耗散之真气，且固其本元。吴茱萸敷足心者，引热下行之意。

例5：真寒假热

赵某，男，17个月。1965年2月4日初诊。

发热3日，体温高达41.7℃，喘促肢冷，烦躁哭闹不得稍安，麻疹淡稀隐隐。体胖面青白。

脉数疾无力，舌淡苔滑。

辨证：阳虚不能托疹。

治法：温阳托疹。

处方：参附汤加减。

| 炮附子6g | 人参6g | 鹿茸4.5g | 当归6g |

3剂，浓煎频服。

药尽，面色由青白转红，肢冷亦除，麻疹1日即布满全身，热亦降。

按：余1963年至1971年，8年多任大庆油田总医院儿科专职中医师，负责儿科全科会诊。8年里，全部看的是急症、危症。当时大庆油田几十万人会战，地处北大荒，自然条件恶劣，生活条件也非常艰苦，儿科发病率甚高。

当时尚无麻疹疫苗，每至冬春麻疹流行，儿科180张病床爆满，常常走廊、大厅都加满了床，仅儿科患儿每年病死者达500余名。有一类白胖的患儿，都是高热41℃以上，面色㿠白，舌淡肢冷，麻疹出不来，喘憋，呼吸困难，脉搏可达200次/分以上，但按之无力。余初不识此证，套用通常表疹方法，7 例皆亡。后读《中医杂志》的一篇报道，始知此为阳虚之体，当予温补回阳以托疹，余仿效之，之后 11 例皆活。此案乃其中一例耳。

高热 41℃ 以上，因儿科大夫都知道不能用物理降温及退热药，否则麻疹立刻收敛，造成疹毒内攻，故都仰仗中医透发表疹。此类患儿诊为阳虚，以其面色㿠白，舌淡，脉疾无力，故予回阳托疹。由此可见，阳虚发热，照样可高达 40℃ 以上，不可见体温升高辄云热盛，妄用寒凉。属阳虚寒盛者有之，莫重蹈余之覆辙。前车之鉴，当谨记。

例 6：真热假寒

杨某，女，23 岁。1987 年 7 月 23 日初诊。

时值暑伏，酷热难耐，余正袒胸读书，汗流浃背，突来一农妇，身着花布棉衣裤，头裹头巾，裤腿怕透风以绳系之，俨然一身冬装。述产后患痢，周身寒彻肢冷，厚衣不解，虽汗出亦不敢减衣。面垢，腹满不食，恶心呕吐，溲涩少，便垢不爽。曾服多种抗生素，输液打针，中药曾予补益气血、健脾止泻、温补脾肾、温阳固涩等剂，终未见效，恙已一月半矣，此湿热郁遏，气机不畅，热伏于内而腹满、呕吐、便垢不爽；阳郁不达而肢厥身冷。

脉沉滑数，舌红苔黄厚腻。

辨证：湿热郁遏，气机不畅。

治法：清透郁热。

处方：升降散合葛根芩连汤加减。

僵蚕 12g	姜黄 9g	大黄 4g	葛根 12g
黄芩 10g	黄连 10g	茵陈 15g	菖蒲 8g
藿香 12g	苍术 12g	川厚朴 9g	半夏 9g

3 剂，水煎服。

7 月 27 日二诊：服上药 1 剂即脱棉衣，又 2 剂腹胀、呕吐皆止。尚觉倦怠，纳谷不馨。予清化和胃之剂善后而愈。

按：涩痢留邪，湿热蕴阻，阳气被遏而身寒肢冷。沉脉主气，气血被郁而脉沉，沉而有力。脉沉滑数为热郁，且苔黄腻舌红，据舌脉不难诊断为湿热蕴阻、阳遏不达之证。清化湿热，宣畅气机，透热外达，恶寒随之而解。

肢冷、腹冷、周身冷等，乃临床常见之症。阴盛或阳虚固可冷，然阳郁而冷者亦不少见。若脉沉而躁数舌红者，不论何处冷，甚至冷如冰，皆为阳郁所致，不可误用热药温阳。若脉虽沉数，然按之无力，当属虚寒。凡脉沉而无力者皆虚，且愈虚愈数，愈数愈虚，当予温补，不可误作火郁，犯虚虚实实戒。

例7： 寒热错杂

张某，女，47岁。1976年11月3日初诊。

寒热交作，日数十次，热则欲入水中，寒则覆衾亦不解，已十余年。头昏痛，自汗，项强，胃脘痞满，嗳气，寐差，一昼夜睡眠不足1小时，时轻时重，浮肿。

脉沉弦细软，两尺弱。舌可苔白。

辨证：肝虚，寒热错杂。

治法：温肝，调其寒热。

处方：乌梅丸加减。

乌梅6g	黄连8g	川椒6g	炮附子9g
干姜7g	细辛4g	党参12g	桂枝9g
当归10g	黄柏4g		

3剂。

二诊：服乌梅汤3剂，寒热著减，浮肿亦消，心下尚满，嗳气，头昏，心悸，寐差。此升降失司，痰饮内阻，阴阳不交而为痞，心肾不交而不寐，予子龙丹4粒（每粒0.3g），每服2粒，得快利止后服；未利，24小时后再服2粒。利后，继服下方：上方加茯苓30g、半夏45g、旋覆花15g，3剂。

三诊：服子龙丹2粒，即泻6次，隔日开始服汤药3剂，痞满、嗳气除，寐亦转安。

按： 寒热交作，意同厥阴病之寒热胜负。胃脘痞塞嗳气，头痛项强，皆冲气上干所致。不寐，乃阴阳不交、肝虚魂不安乃作。何以知为肝阳虚馁？弦主肝，细为肝体不足，软而无力乃肝用馁弱；沉乃肝用不足，不能舒启鼓荡血脉而沉；尺弱为肾虚惫，不能温养于肝，母病及子，故诊为肝

185

虚。肝阳虚而为寒，相火内郁而为热，致寒热错杂，往来寒热。八脉皆附隶肝肾，肝肾虚，不能制冲，冲气上逆，干于胃则痞塞，胃气不降而嗳，上干头项而头痛项强。中焦痞塞，水火不交而不寐。方予乌梅丸，益肝之阳，补肝之体，调其寒热，复肝之舒启敷和之性，阴阳调，寒热自除。

二诊寒热著减，仍心下满且嗳气、心悸头昏，乃痰饮内阻，阴阳不交，升降悖逆而痞塞不除。予子龙丹逐其痰饮，以缓标急。饮去转用健脾化饮乃安。

例 8：嗜睡

尹某，男，44 岁，北京人。2005 年 4 月 12 日初诊。

6 个月前出车祸，颈椎受伤，出现嗜睡，终日睡不醒，每日睡 16 小时尚觉困，疲惫不堪，主持开会，讲一会儿就睡着了，项痛且响。

脉弦濡，阳脉稍差。舌嫩红。

辨证：肝阳馁弱，清阳不升。

治法：温肝升清。

处方：乌梅丸加减。

乌梅 7g	炮附子 12g	桂枝 10g	干姜 5g
细辛 5g	川椒 5g	当归 15g	党参 12g
黄连 9g	黄柏 4g	生黄芪 12g	川芎 8g
葛根 18g	水红花子 18g		

14 剂，水煎服。

5 月 6 日二诊：嗜睡已轻，每日约睡 10 小时，乏力亦减，饮食增。颈尚不适，转动时响。

阳脉按之减，舌可。

上方加巴戟天 12g。14 剂，水煎服。

另：

自然铜 10g	血竭 10g	土鳖虫 10g	乳香 10g
樟脑 2g	冰片 1g	没药 10g	

共轧细面，酒调敷颈。

8 月 5 日三诊：上方共服 28 剂，日睡 8 小时，精力如昔，颈亦不痛，尚响。

原方继服 15 剂，以固疗效。

按：阳气者，精则养神，头为诸阳之会，赖清阳上达以充养。脉弦减寸弱，乃肝虚清阳不升，头失清阳之奉养，故神萎而嗜睡；阳气不运而懒怠。乌梅丸加葛根以升清，且舒颈俞；加生黄芪益气升清；加川芎、水红花子以活血通经。外敷之面药，活血化瘀止痛，疗颈外伤。一阳升，生机勃发，故精力恢复。

例 9：阳虚误汗

贾某，女，22 岁，本校学生。1996 年 4 月 12 日初诊。

洗澡后受风寒，当夜即寒战发热至 39.3℃，头痛，周身痛，无汗、咳嗽。到校医务室诊为感冒，予安乃近、输液后周身大汗，热降，恶寒除。次日又寒战，面色紧滞，发热，头身痛，无汗，登门来诊。时已暖，尚身裹棉大衣，仍觉恶寒。

脉沉紧，舌可苔白。

余见恶寒无汗，发热头身痛，当属太阳伤寒，予麻黄汤 2 剂，令温覆取汗。药后大汗出，恶寒、发热、头痛、身痛不解，更增四肢冷，气短胸闷，脉沉细紧无力。

辨证：汗后阳虚，寒邪未解。

治法：温阳散寒。

处方：麻黄附子细辛汤加减。

麻黄 5g　　　　细辛 6g　　　　炮附子 15g　　红参 12g

2 剂，水煎服。

4 月 15 日二诊：药后遍体微微汗出，寒解热退而愈。

按：该生平日与我较熟，素体屏弱，浴后感受风寒，本当予桂枝汤调和营卫，或人参败毒散扶正祛邪，然服安乃近，大汗出，邪未解而阳已伤。大汗后，不应再予麻黄汤发其汗，余以恶寒无汗、发热、头身痛，乃太阳表实，忽略了脉紧已按之不足，又予麻黄汤大汗伤阳，症不解，更增肢冷、胸闷、短气。阳虚，表未解，故改麻黄附子细辛汤，更增红参温阳扶正以祛邪，阳复邪退，终得遍身微微汗出乃愈。

经此例可知，体弱感寒，服安乃近等解热镇痛药，亦可大汗伤阳。余未考虑已服西药的变化，又忽略脉之虚象，自以为辨证表实，余曾屡用麻黄汤治疗此等病证，觉颇有把握，故未细辨，径予麻黄汤发汗。虚其虚，阳更伤，转增肢冷、短气、胸闷，已转少阴经证，故改用麻黄附子细辛汤而愈。自此，临床必须分析西药的影响，以及脉象的变化，不可仅据症以施治。

例 10：阳明腑实

张某，男，53 岁，干部。1977 年 4 月 22 日初诊。

高热 40℃，入院后又持续高热 10 天。曾做了各种检查，未明确诊断，仍是高热待查，用过多种高级抗生素，热依然不退，请余会诊。患者灼热无汗，头痛肢凉，口舌干燥，腹胀满疼痛拒按，大便已 7 日未解。

舌红苔燥黄，脉沉实数。

此典型的阳明腑实，予调胃承气汤加减。

| 生大黄 12g | 芒硝 30g | 玄参 30g | 生甘草 6g |

2 剂，6 小时服 1 煎。

下午开始服药，仅服 1 剂便解，初为便硬，后为溏便，共便 3 次。腹胀痛顿轻，周身微微汗出，身热渐降。至夜半体温已降至正常，翌晨病若失。嘱余剂停服，糜粥调养，勿油腻厚味，恐食复。

按：阳明热结，身热燔灼，必逐其热结。腑气通，气机畅，津液乃布。后见津津汗出，此乃正汗，标志里解表和，故身热渐退。热退之后，疲乏无力，乃壮火食气所致。此时切忌厚味滋补，恐为食复。

二、恒动观案例举隅

中医认为事物是不断运动变化的，疾病同样是不断运动变化的，所以治疗亦应随之而变。无论变与不变都要谨守病机，而把握病机的关键在于脉。脉变则证变治亦变；脉不变则证不变，治亦不变。有些病例证治三变、四变，看似东一榔头西一棒槌，实则皆据脉为转归。

例 1：郁热内扰，证凡三变

芦某，女，32 岁。2005 年 1 月 10 日初诊。

2004 年患心肌炎。近两月，每日数十次突然心慌、心动过速，肩背沉、后头沉，睡眠差，或整夜不眠，经量多。

脉沉弦滑数，舌红苔少。

辨证：郁热内扰。

治法：清透郁热。

处方：新加升降散加减。

| 僵蚕 12g | 蝉蜕 5g | 姜黄 9g | 大黄 4g |
| 栀子 9g | 豆豉 12g | 连翘 12g | 生甘草 7g |

1月21日二诊：上方服 7 剂，心慌、睡眠好转，头尚痛，脉转弦细滑，舌红少苔。

热见退，阴已伤，百合地黄汤加减。

炙百合 15g	干地黄 12g	麦冬 10g	沙参 15g
玉竹 15g	山药 15g	柏子仁 15g	生甘草 7g
炒枣仁 30g			

1月31日三诊：上方服 10 剂，近心悸未作，睡眠尚差，食少，便溏，日二三次。

脉转细缓，寸弱。舌可。

辨证：脾虚，中气不足。

治法：健脾益气。

处方：归脾汤加减。

生黄芪 12g	党参 12g	茯苓 15g	白术 9g
山药 15g	川芎 7g	当归 12g	龙眼肉 12g
远志 9g	炒枣仁 30g	升麻 4g	柴胡 6g

20 剂，水煎服。

按：此案脉三变，证亦三变。初诊时脉沉弦滑数，沉主气，弦主郁，数主热，乃气机郁滞，热伏于内。郁热内扰，心神不安，则心悸、不眠，上扰则头沉。方取新加升降散，即升降散合栀子豉汤透散郁热。连翘入心经，散心经热结。此方较升降散力胜，故吾称其为新加升降散，有郁热者，吾屡用之。此方详解见拙著《平脉辨证温病求索》。

热盛则阴伤。郁热日久，必伤其阴液，故二诊时脉转细，热退而阴伤之象显露，转而以百合地黄汤合沙参麦冬汤益阴安神。

三诊脉转细滑寸弱，舌红亦退，证变为脾虚气弱，故改归脾汤益心脾。

疾病是不断运动变化的。所以，如何谨守病机，固当综合判断，然其中主要的判断特征当为脉诊，可见脉诊在中医临证中占有极为重要的地位。作为中医工作者，脉诊应作为基本功，深入摸索、掌握。

例2：阳盛阴虚

李某，女，76岁。2004年11月2日初诊。

胸闷，心慌乱，动辄喘，呵欠频频，下肢浮肿（+～++）。心电图：T波广泛低平、倒置。

脉滑洪大，尺减，舌暗红。

辨证：阳盛阴虚。

治法：清热养阴、潜阳。

处方：玉女煎加减。

生石膏 30g	知母 6g	炙甘草 6g	生地黄 15g
玄参 15g	怀牛膝 9g	丹参 18g	太子参 15g
生龙骨 30g	生牡蛎 30g	炙鳖甲 30g	败龟甲 30g

11月16日二诊：上方共服14剂，上症明显减轻，但觉腹胀。

脉转弦滑而数，舌偏暗红。

辨证：痰热夹瘀而生风。

治法：涤痰活血，平肝息风。

方药：

生龙骨 30g	生牡蛎 30g	炙鳖甲 30g	败龟甲 30g
怀牛膝 10g	天竺黄 12g	姜黄 10g	枳实 9g
竹茹 7g	胆南星 9g	半夏 10g	桃仁 12g
红花 12g	丹参 18g	生蒲黄 10g	葶苈子 15g

12月14日三诊：上方加减共服28剂，诸症已平，心电图大致正常，脉转缓滑，舌已可。再予上方加减14剂，继服，后未再诊。

按：脉阳洪大而尺减，乃热盛于上，阴亏于下，本应泻南补北，代表方剂为黄连阿胶鸡子黄汤。此例何不用黄连阿胶鸡子黄汤而用玉女煎法？因脉洪大，乃气分无形热盛，热迫于肺则胸闷而喘；热扰于心则心悸慌乱；热上灼于脑，清阳不上，而呵欠频频，以引伸阳气。气分无形热盛，法当以白虎汤清气分热。若阳脉数实，则用芩、连、栀苦寒降泄。尺减，乃水亏于下，故以生地黄、玄参滋之，合之则为清上滋下，与玉女煎法相吻合。

何以又加三甲潜降？因阳旺阴弱，阳旺按之有力者，乃实热，当清；若阳旺按之无力者，乃阳浮，当滋阴潜阳。此例之阳旺，当两个因素都有，一是热盛于上，故清之；一是阴不制阳而浮于上，故以三甲潜降之。

再诊脉转弦滑而数，滑数为痰热，弦主风，故诊为痰热风动；何以判夹瘀？因舌暗红，所以诊为痰热夹瘀而化风。

病机既明，则治法依证而立，予涤痰活血、平肝息风法。虽无成方可依，但治则明确，则方亦易立，由涤痰、活血、平肝息风三组药物组成该方，幸获显效。

例 3：寒凝血瘀，郁热内伏

王某，女，41 岁。2002 年 7 月 30 日初诊。

阵心慌，头晕，寐差，喜冷饮。心电图：T、Ⅱ、Ⅲ、aVF、V$_{3\sim5}$ 倒置。

脉弦而拘紧兼数，舌暗红有瘀斑。

辨证：寒凝血瘀，郁热内伏。

治法：温阳散寒，活血清热。

处方：桂枝芍药知母汤加减。

炮附子 18g	桂枝 12g	麻黄 5g	细辛 5g
制川乌 12g	干姜 5g	知母 7g	赤芍 12g
白芍 12g	丹参 30g	生蒲黄 9g	五灵脂 12g
桃仁 12g	红花 12g		

8 月 30 日二诊：上方服 21 剂，仅前日上午一阵心慌、头昏，其他时间症已不著。脉转沉滑数，拘紧之象已除，舌暗红。

改活血涤痰清热。

处方：血府逐瘀汤合黄连温胆汤加减。

川芎 8g	归尾 12g	桃仁 12g	红花 12g
丹参 18g	泽兰 12g	五灵脂 12g	生蒲黄 10g
延胡索 10g	黄连 9g	半夏 12g	茯苓 15g
石菖蒲 9g	瓜蒌 15g	水蛭 8g	

11 月 29 日三诊：上方加减共服药 65 剂，已无任何不适，10 月 11 日

心电图大致正常。于 11 月 26 日感冒、寒战，病情又有反复，心慌、头晕又重，且心电图亦不如 10 月好。脉转沉弦小紧，舌暗。证为寒凝血瘀，依 7 月 30 日方，继服。

2003 年 2 月 28 四诊：上方服 14 剂，春节期间停药，节后来诊：左胁时痛，寐差。

脉弦细小紧数，舌暗红。

辨证：痰瘀互结，气机不畅。

治法：涤痰活血行气。

处方：瓜蒌薤白桂枝汤合血府逐瘀汤加减。

瓜蒌 18g	桂枝 10g	桃仁 12g	红花 12g
怀牛膝 9g	薤白 12g	桔梗 10g	丹参 18g
柴胡 8g	枳实 9g		

7 剂，水煎服。

按：初诊脉弦而拘紧兼数，舌暗红主瘀热，弦而拘紧乃阴凝之脉，法当温散；兼数者，乃寒束热伏，故温阳兼清热，寒热兼用，并行不悖；因其舌暗，佐以活血，故成温阳活血清热之法。

至 8 月 30 日，脉转沉滑数，拘紧之象已除，知寒凝已解。滑数为痰热，沉主气郁，且舌暗当兼瘀血，故治法改为涤痰、活血、清热。

病情本已向愈，然 11 月 26 日外感，脉转沉弦小紧，又现阴凝之脉，知为乍复之阳被戕，证又转阴，故复予首方温阳活血。

春节之后，脉又转弦细小紧数，且舌暗红胁痛，乃痰瘀互结，气机不舒，伏热未靖。法易为涤痰活血，宜畅气机，透达郁热。处方瓜蒌薤白桂枝汤合血府逐瘀汤加减。

一证四变，皆依脉为据，脉变证变，治法方药随之而变。意在谨守病机，各司其属。

例 4：寒湿蔽阻，热郁于内

靳某，女，59 岁。2005 年 1 月 10 日初诊。

于 5 日前，突心慌、大汗出，急诊入省二院，诊为窦性心动过速。现胸憋闷，心慌，右胁胀，寐则憋醒。服卡托普利、美托洛尔、尼群地平等药。

脉沉而紧数，舌苔厚腻。

辨证：寒湿蔽阻，热郁于内。

处方：五积散合栀子豉汤双解之。

麻黄 6g	川芎 8g	川厚朴 9g	栀子 9g
苍术 12g	桔梗 9g	茯苓 12g	豆豉 12g
赤芍 12g	桂枝 9g	陈皮 9g	僵蚕 12g
当归 12g	生姜 6 片	半夏 10g	蝉蜕 6g
姜黄 9g	葱白 1 茎		

2 剂，2 小时服 1 煎，啜粥温覆令汗，汗出停后服。

1 月 14 日二诊：药后头及胸部汗多，下肢无汗，胸已不闷，胁胀已轻，项筋紧。乃汗出不彻，仍予上方加葛根 15g，3 剂，服如前法。

1 月 17 日三诊：药后畅汗。胸未闷，心未慌，胁尚胀，感口干苦、无力、气短。脉弦细濡数，舌偏暗红，苔白厚而干，脉之紧象除，寒已解。弦细濡数，苔厚而干，乃气机不畅、湿热郁伏。

予：甘露消毒饮加减。

茵陈 18g	连翘 12g	栀子 9g	桂枝 9g
滑石 12g	黄芩 9g	豆豉 12g	丹参 18g
菖蒲 8g	柴胡 7g	枳实 9g	泽兰 15g

3 月 21 日四诊：上方共服 30 剂，胸闷、气短、心慌诸症尚偶现，耳鸣，腿沉，脉转滑数，舌稍红，苔薄腻。气机渐畅，脉由细濡而转滑数。

证转痰热蕴阻，方改黄连温胆汤加减。

黄连 10g	天竺黄 12g	竹茹 7g	菖蒲 9g
半夏 10g	枳实 8g	栀子 12g	夏枯草 18g
瓜蒌 18g			

上方共服 28 剂，诸症渐除，心率正常。

按： 此例虽心动过速，但其脉沉而紧数苔腻，为寒凝湿热内蕴。虽无表证，亦可汗法解之。一诊虽汗未透，再诊继汗。汗透紧除，知寒凝已解。脉转弦细濡数，细濡乃湿阻，数为热，弦乃气机不畅，且苔厚而干，故诊为湿热郁伏，气机不畅，予清热化湿之剂。苔厚而干者，因湿热阻遏，津液不能上承而干，非湿未化而津已伤，未予养阴生津，仍予清热化湿法治之。三诊脉转滑数，因湿去热得透达，故脉起。数为热，滑为痰，故改清热化痰之剂治之。

痰湿本同源，但湿属阴邪，其性弥漫，易阻气机，当以苦燥、芳香、淡渗、风药辛散升阳之品治之。痰无处不到，内则脏腑，外则经络皮肤；痰且多变，有寒痰、热痰、湿痰、燥痰、风痰、顽痰、食痰等，致病广泛，有"百病皆生于痰""无痰不作祟""怪病多痰"之说，所以祛痰法应用亦广。

例5：心阳馁弱，饮邪上干

袁某，女，53岁。2004年4月23日初诊。

心绞痛频发一年半，心中如嗷蒜状，轻微活动后憋气，寐差。心电图：ST–T普遍降低。

脉沉弦缓无力，舌偏淡暗。

辨证：心阳虚，饮邪上干。

治法：温阳化饮，佐以活血通脉。

炮附子12g	干姜5g	当归12g	炙甘草7g
制川乌10g	茯苓12g	生蒲黄10g	川芎8g
桂枝10g	白术10g	姜黄10g	丹参18g
红参10g			

5月7日二诊：上症减，心中尚颤动，口糜，腹胀。脉弦按之减，左关浮弦，不任重按。舌淡嫩红，少苔。上方加干地黄15g。

5月14日三诊：上周心绞痛仅发作1次，已可慢行1.5小时。头晕，耳鸣，口干，寐差。血压120/70mmHg，脉力增，转阳盛阴弱，舌嫩红。

证转阴虚阳亢，治当滋阴潜阳，宗三甲复脉汤加减。

生龙骨30g	生牡蛎30g	败龟甲30g	黄连9g
生地黄15g	生石决明30g	山茱萸15g	阿胶15g
怀牛膝12g	炙鳖甲30g	牡丹皮10g	丹参18g
白芍12g			

患者病情好转，偶有心中热，头晕，耳鸣，牙痛，溲热。心电图已基本正常。阳脉芤，尺弦数。舌嫩红少苔。阴虚阳浮，上方30剂，后未再就诊。

按：初诊因脉弦缓无力，断为阳虚饮邪上干，予温阳化饮，佐以活血。再诊左关浮弦，已露肝阳浮动之象，虽加干地黄，不足以制其阳刚，致三诊转阳旺阴弱，阳气进一步浮动，头晕、耳鸣、牙痛、溲热等阳浮之症亦起，故转而滋阴潜阳。

阳盛有实热、虚热之分，尺脉弱有阴虚、阳虚之别，临证当仔细分辨。若于脉尚难遽断者，当结合舌症，综合分析。阳虚者，当有寒象，或真寒假热之象，舌当淡，或舌暗；阴虚者，舌当红，伴虚热之象。

例6：肝阳馁弱

辛某，女，62岁。2002年8月24日初诊。

头晕痛，胸闷痛憋气，心空悬，背冷身冷，连续吐大量白痰，疲倦无力，目不喜睁，流泪，常突汗出，寐差，下肢肿，大便干。血压：160/80mmHg。心电图：广泛ST-T改变。

脉弦而拘紧，舌暗红。

辨证：肝寒而痉，饮泛血瘀。

治法：温肝，解痉。

处方：乌梅丸加减。

乌梅6g	细辛4g	黄连9g	水蛭7g
炮附子12g	川椒5g	蜈蚣20条	乳香9g
桂枝10g	当归12g	全蝎10g	半夏12g
干姜5g	党参12g	地龙15g	茯苓15g

10月9日二诊：上方服27剂，头晕痛已平，他症亦减，痰尚多，心中偶有短暂闷感，目泪已少，近两日曾睡中出汗。

脉弦按之有力，寸旺。

辨证：肝热上扰。

治法：清热泻肝。

处方：龙胆泻肝汤加减。

龙胆草4g	干地黄12g	黄连10g	夏枯草15g
栀子9g	白芍12g	桑叶9g	生龙骨20g
生牡蛎20g	黄芩9g	牡丹皮10g	菊花7g

12月14日三诊：上方共服37剂，症已不著，心电图正常，血压

140/80mmHg。脉弦略细数，改养阴柔肝平肝之剂善后。

生龙骨 18g	生牡蛎 18g	夏枯草 15g	当归 12g
生蒲黄 10g	败龟甲 18g	赤芍 12g	白芍 12g
炙百合 15g	丹参 15g	怀牛膝 9g	干地黄 12g

15 剂，水煎服。

2005 年 1 月 24 日四诊：心中空悬，气短，背沉，膝软无力，偶晨起突然浑身汗出，不敢移动。情绪易激动，好哭，易怒，恶与人言，思绪纷乱，寐时好时差。目畏光，强视之则目努张。食可，便调。血压140/80mmHg。心电图：T、V$_4$ 低平。

脉弦而涌，舌绛红少苔。

辨证：肝肾阴虚，肝风内旋。

处方：三甲复脉汤加减。

生龙骨 30g	生牡蛎 30g	怀牛膝 10g	牡丹皮 12g
白芍 15g	生石决明 30g	乌梅 6g	山茱萸 18g
珍珠粉 2g (分冲)	炙鳖甲 30g	败龟甲 30g	干地黄 15g

1 月 31 日五诊：上方进 7 剂，诸症皆减，心悬、好哭、畏光等已不著。尚背冷，冷则心中难受。

脉弦，涌势已除，寸稍旺。

辨证：肝肾阴阳两虚，虚风内旋。

处方：三甲复脉汤合河间地黄饮子加减。

上方加炮附子7g、肉桂5g、巴戟天12g、肉苁蓉12g。

因近春节，予20剂，水煎服。节后未再诊。

按：此案亦多变，一变肝寒，二变肝热，三变肝肾阴虚，虚风上扰，四变阴阳两虚，虚风内旋。

一诊脉弦而拘紧，此脉痉也，弦主肝，拘紧为寒。肝开窍于目，经络布胸胁，上达于颠。肝经寒逆而头晕痛，胸闷痛憋气且空悬，目不喜睁，畏寒身冷。肝与心乃母子相生，俗皆知木火扰心，鲜云木寒扰心。肝寒亦可扰心，其他如肝血虚导致心血虚、肝气虚导致心气虚、肝阳虚导致心阳虚、肝阴虚导致心阴虚、肝风内旋走窜于心、肝热导致心热等，皆为母病及子、肝病传心者也。

乌梅丸补肝之阳，益肝之体，故予乌梅丸主之。然头晕痛较甚，且脉拘紧而痉，故于方中加蜈蚣、全蝎等息风解痉之品，服后头之晕痛即止。

二诊由肝寒一变而为肝热，缘何迥异耶？盖肝为阴尽阳生之脏，内寄相火。若肝寒，则相火内伏，此即"积阴之下必有伏阳"。伏阳郁而化火，乃成寒热错杂之证。厥阴寒热错杂，既可从阳化热，亦可从阴寒化。寒热进退之判断，可从多视角观察，如从《伤寒论》厥阴病篇中四肢厥几日、热几日以判寒热之进退；亦可从咽痛、饮食、吐利、小便色泽、躁烦、脉象等判断阴阳之进退。

此二诊而为肝热者，即厥阴热化，因脉弦有力且寸旺，乃肝热上灼，故予龙胆泻肝汤清其肝热。

三诊，肝热清，阴虚阳亢化风之象又起。何以知为肝阴虚？脉弦细数也。弦属肝脉，细数乃阴虚阳亢之脉，故予养阴柔肝之剂治之。

四诊，间隔两年，脉弦而涌者，乃阴不制阳而上涌，阴虚阳亢，内风已成。风阳扰心而心空悬，惕惕不安；神志不宁而好哭、恚怒；肝阳扰窍而目畏光。宗三甲复脉汤滋阴潜阳，平肝息风。

五诊，虽涌象已敛，但寸尚旺，知阳亢未靖；然背又冷，知阳亦不足，故仿地黄饮子之意，阳生阴长，引火下归水中。起伏跌宕，病机多变，皆以脉为主，判断病情之转换，若守效不更方，岂不误人。

例 7：心阳不振

杨某，男，24 岁。2006 年 6 月 2 日初诊。

胸闷、心悸（期前收缩）。

脉弦缓，两寸弱。舌嫩红少苔。

辨证：心阳不振。

治法：温通心阳。

处方：桂枝甘草汤加减。

桂枝 12g　　　炙甘草 9g　　　党参 12g

6 月 16 日二诊：上方共服 14 剂，胸闷、期前收缩已除。脉弦滑，两寸沉，舌嫩红，苔白少。

桂枝 12g　　　炙甘草 9g　　　半夏 12g

6 月 23 日三诊：上方共服 7 剂，云第二方不如第一方效佳，又偶有胸闷、心悸。脉弦数而略涌，两寸仍沉。

桂枝 12g   炙甘草 10g   党参 12g   生黄芪 12g

山茱萸 15g

7月7日四诊：上方又服 14 剂，胸闷心悸除，寸脉已起，涌势已平，上方继服 14 剂。

按：首诊以寸弱且胸闷心悸而诊为心阳不振。寸为阳，主上焦，为清阳所居，寸弱，知为上焦阳气不振。何以不言肺气虚而言心阳不振？依脏腑辨证，并无咳喘的肺经症状，故不诊为肺气虚，而心悸属心经症状，故诊为心阳不振。予桂枝甘草汤辛甘化阳，温通心阳；加党参者，益心气。方药对证，效果较佳。

二诊脉滑，滑脉为阳，本应视为阳气来复之象，反断为痰，方中去党参加半夏。半夏味辛，能走能散，本为心气不足之虚证，反予走散之半夏，仍虚其虚，故效不如前方。脉转而有涌动之象者，乃虚阳易动，半夏之走散，扰动虚阳，故而脉略涌，改加山茱萸以敛其浮动之阳；因寸脉仍不足，故仍予首方，更增黄芪以升补，继服一月而安。因是本校学生，知情况稳定。

此案本非大病、重病，但体现了以脉诊为中心的这一学术思想，故录之。

例 8：寒凝血瘀

葛某，男，40 岁。2002 年 6 月 26 日初诊。

诊为冠心病，心电图广泛 ST-T 改变，高血压 13 年，血压 160/100mmHg，服卡托普利、美托洛尔，维持在 120/60mmHg。胸痛憋闷，于活动、烟酒、饭后痛，安静时不痛，疼痛发作时，始天突窒塞疼痛，继之胸骨、左胸乃至左臂皆痛。面色晦暗。

脉弦而紧滞。舌尚可，有瘀斑。

辨证：寒凝血瘀。

治法：温阳散寒，活血化瘀。

处方：桂甘姜枣麻辛附汤加减。

麻黄 6g   干姜 6g   地龙 15g   姜黄 10g

炮附子 18g   川椒 5g   水蛭 10g   延胡索 10g

制川乌 15g	川芎 8g	蜈蚣 6 条	桂枝 12g
细辛 6g	桃仁 12g	全蝎 10g	

嘱停服西药。

8月31日二诊：上方共服 24 剂，蜈蚣加至 30 条，又服 14 剂。唯饭后微痛，其他已不痛，上 5 楼亦未痛。血压 120/85mmHg，心电图好转，面之晦暗渐退，脉转弦滑。舌可，瘀斑已见消退。

辨证：痰瘀气滞。

治法：涤痰活血行气。

处方：瓜蒌薤白桂枝汤加减。

瓜蒌 18g	薤白 12g	枳实 9g	桂枝 12g
半夏 12g	茯苓 15g	菖蒲 9g	郁金 10g
桃仁 12g	丹参 18g	蒲黄 10g	全蝎 10g
蜈蚣 10 条			

12月18日三诊：上方共服 32 剂，症状消除，心电图大致正常。但上周感冒后，又有胸闷痛。

脉滑数兼弦。

辨证：外感之后，伏热未净。

治法：宣透郁热。

处方：新加升降散加减。

僵蚕 12g	蝉蜕 6g	姜黄 9g	大黄 3g
栀子 9g	豆豉 12g	连翘 12g	薄荷 4g

3 剂，水煎服。

3 剂后，可继服感冒前所剩之药。

12月28日四诊：症已不著，脉弱缓，血压 120/80mmHg。依 8 月 31 日方去全蝎、蜈蚣，继服 7 剂，停药。

按：此案四变。初诊时，脉弦而紧滞，乃脉痉也，为寒邪敛涩之象，故温阳散寒，方取桂甘姜枣麻辛附汤。该方治水气病在气分，"心下坚，大如盘，边如旋盘"，乃寒水结于心下。此症颇类心衰而心下胀满之状。缘于阳虚阴盛，水液不行而结聚。温阳散寒，阳气得行，大气一转阴凝自散。

血压高者，亦因阴寒凝敛、血脉收引所致。虽血压高，麻、桂、附、姜不忌，此恰为阴凝涩敛者所需。况又有蜈蚣、全蝎之息风解痉，料不至血压陡高，故断然嘱停西药。

8月31日来诊：迭经温阳散寒，脉之紧滞已除，转为弦滑之脉，此寒去阳复之征，故改温阳散寒之剂为涤痰活血行气之法，方取瓜蒌薤白桂枝汤加减。

12月18日，因外感后脉呈滑数兼弦，知为外感伏热未尽，故予新加升降散透达郁热。

2002年12月28日，脉转弦缓，知热已清，正气复，脉贵和缓，且血压稳定，心电图大致正常，知恙已无大碍。

例9：邪伏募原

贾某，男，71岁。2003年3月5日初诊。

发热已14个月，体温波动在38.5℃～40℃，十几日发作一次。先寒战，继而发热，发热可持续数小时，热后汗出，热渐退，热高时服退热药，每次发作可持续2～5日。热时头痛身痛，胸脘满闷，不欲食，恶心未呕，口干饮少，无力，大便可，溲频数。先后住院6次，做过很多检查，未能确诊，都是高热待查。面色萎黄，即刻体温39.2℃。

脉滑大有力。舌淡嫩黯，苔厚腻微黄。

辨证：湿热阻遏募原。

治法：化湿清热，开达募原。

处方：达原饮加减。

厚朴10g	常山8g	草果8g	槟榔10g
石菖蒲9g	黄芩9g	知母7g	青皮10g
柴胡12g	半夏12g	党参12g	苍术12g
青蒿18g			

3剂，水煎服，日3次。

3月8日二诊：药后未热，小腹有向内抽紧的感觉，但不难受。脉滑濡稍大。舌质如上，苔退大半。虑其久病，正气已虚，不耐寒凉，故上方去黄芩、知母。4剂，每日1剂。

3月15日三诊：昨又发热38.2℃，未恶寒，服感冒胶囊2粒，汗多不

200

止，热退。不欲食，无力，便干结。脉濡滑，舌淡黯，苔白，厚苔已退。面萎黄。以其脉濡、舌淡、面萎黄，服感冒胶囊后汗出不止，乃湿热退、阳气不足之象显露，方改益气温阳化湿。

生黄芪 12g	党参 12g	白术 10g	柴胡 8g
升麻 5g	当归 15g	陈皮 9g	半夏 10g
炮附子 12g	干姜 6g		

4 剂，水煎服。

3 月 19 日四诊：热退。昨日呕吐 4 次，为黏涎夹食。现头晕、心烦、无力、胸脘满，得嗳则舒，便已下。

脉濡滑，舌淡嫩稍黯，苔白润。

辨证：饮蓄于胃。

治法：温阳化饮。

处方：苓桂术甘汤合附子理中汤加减。

| 桂枝 12g | 茯苓 15g | 白术 12g | 干姜 7g |
| 炮附子 12g | 红参 12g | 半夏 12g | 陈皮 8g |

4 月 9 日五诊：上方共服 21 剂。断续尚有发热，一般在 38℃ 以下，发热时间较短，约半日自行缓解。精神、体力较前增，胸脘已不闷，仍不欲食，频欲便。素咳多痰，自服药后已瘥。脉弦数而虚，舌淡红，苔少。唇淡，面黄。

继予上方加升麻 6g、生黄芪 12g、肉桂 6g。

5 月 8 日六诊：上方共服 28 剂。已半月未热，症除，精力已复，食增。脉缓滑，面已不晦。

嘱服人参养荣丸 1 个月，善后。

按： 湿热遏伏募原，发热年余未愈，可谓病势缠绵。初诊，脉滑大有力，乃邪盛之脉。脉实证实，故予达原饮开达募原，以祛邪为主，虑其久病正虚，加党参以兼顾正气。二诊，湿热见退，随之虚象显露，小腹抽紧，乃寒之收引所致。本当转而温补，又恐"炉烟虽熄，灰中有火也"，故仍予达原饮去黄芩、知母。三诊改益气温阳化湿。四诊呕吐痰涎，乃素有痰饮，改从温阳化饮。

湿热已去，何以仍断续发热？此正虚，乃阳气易动而热。同为热，初诊脉实，为邪盛而热，祛邪退热；邪退仍断续发热，因脉已虚，乃正虚发热，故温补之。不可囿于效不更方，当谨守病机。

例 10：虚风内旋

宋某，男，14 岁。2005 年 9 月 30 日初诊。

肢体频繁抖动，挤眉弄眼，口鼻搐动，虽能强迫控制不动，但不动就觉难受，已 3 年。曾诊为多动症（注意缺陷多动障碍），屡服镇静药未愈，他可。

脉弦按之减，舌可。

辨证：气虚风动。

治法：益气息风。

处方：可保立苏汤。

生黄芪 60g	破故纸 6g	炒枣仁 30g	白术 9g
当归 10g	白芍 12g	党参 12g	茯苓 15g
炙甘草 8g	山茱萸 15g	枸杞 12g	巴戟天 10g
桃仁 10g	红花 10g	蜈蚣 5 条	全蝎 7g

2006 年 1 月 3 日二诊：上方黄芪渐加至 150g，共服药约 90 剂，诸症已平，继服 14 剂，春节后未再诊。

2007 年 7 月 27 日三诊：一年多来，一直稳定，近因升学复习考试紧张，又有搐目咂嘴现象，其他可。

脉弦细数。舌红绛，苔白少。

辨证：肝肾阴虚，虚风内动。

治法：滋肝肾，平肝息风。

处方：三甲复脉汤加减。

炙鳖甲 18g	败龟甲 18g	生龙骨 18g	生牡蛎 18g
干地黄 15g	麦冬 12g	山茱萸 15g	白芍 15g
牡丹皮 12g	五味子 6g	阿胶 15g	地龙 15g
天麻 15g	全蝎 9g	蜈蚣 5 条	夏枯草 15g

8 月 25 日四诊：上方共服 28 剂，症已除，脉弦略数，舌偏红。上方继服 14 剂。

按：可保立苏汤为王清任治久病气虚而风动者，肢体抖动，咂嘴挤眼等，皆筋之病也，筋绌急伸缩而肢体口眼随之而动。吴鞠通曰："知痉为筋之病，则思过半矣。"

筋之柔，赖气以煦之，血以濡之，二者缺一不可，筋失柔则为拘。筋失柔，或阳气阴血不足而拘，此为虚风；或邪阻气机不畅，气血不得温煦濡养而筋失柔，此为实风。

本案初诊脉弦按之减，则此风动，乃气失温煦所致，故予可保立苏汤益气扶正以息风。历4个月治疗，风气渐息。相隔一年半，风又萌动，然脉转为弦细数，当属肝肾阴虚而风动，故予三甲复脉汤滋肝肾以息风。虽皆为虚风，但一为气虚，一为阴虚，治法迥异。

可保立苏汤，析其方义，乃益气养血、健脾补肾之方，故对气虚为主且脾肾皆虚之证，均可用之，不限于慢脾风一证，所以该方临床应用较多，主要针对脾肾两虚之证。

三、胸有全局案例举隅

关于辨证论治，我强调要胸有全局，全面分析、思辨，不能只窥一斑，不见全豹，犯片面性的错误。至于如何才能做到胸有全局，首先要从经典及历代名家论述中求索，才能全面了解每种疾病的各种病因病机。理论上明白了，也未必会用、敢用，还要通过长期临床实践的验证，把理论知识转化为自己的实践能力，不断体悟，不断总结，从理论到实践，不断深化，方能逐渐做到胸有全局。

以下，吾以冠心病心绞痛为例，谈胸有全局的思辨方法。

（一）我对冠心病心绞痛的总体思路

冠心病心绞痛是西医病名，如何与中医的辨证挂钩呢？因这类患者常见的主症为心前区疼痛、胸闷、喘憋、心悸、短气等，我就是根据这些症状，结合脉、舌、神、色进行辨证论治，其中尤以脉诊为重。

心绞痛的根本原因是气血不通，即"通则不痛，不通则痛"。

心绞痛从性质上来分，可分虚实两大类，即邪阻与正虚。邪气阻遏，气血不通而痛；正气虚馁，无力运行，亦可致气血不通而痛。

阻遏气血运行之邪，包括六淫、七情及内生五邪。正虚，包括阴阳气血之虚衰。尚有虚实相兼者，既有正虚，又有邪实。

心绞痛从病位来分，有心本身的虚实病变而引发；又有其他脏腑、经络的病变干于心者，此称厥心痛。

无论是心本身的虚实病变，还是五脏相干的虚实病变，皆可相兼夹，因而导致冠心病心绞痛的病机纷纭繁杂，必须胸有全局，全面分析，快速排除，才能最终确定其病机，若认为该病就是瘀血一端，那显然是受西医病理的影响而学术异化的表现，临床不可避免地犯只见一斑的片面性错误。

（二）案例举隅

例1：痰热阻肺，迫血妄行

苏某，男，66岁。2002年8月28日初诊。

于1991年1月9日心梗，经抢救好转，但心房纤颤、心衰未控制。胸闷痛，咳痰多，夹粉红色痰，常咯血。寐时只能右侧卧，重时不能平卧，安静时亦感呼吸困难，频吸氧。

脉沉滑有力，参伍不调。舌苔白厚，唇暗。

此痰阻胸肺，予涤痰汤合四子调中汤加减。

陈皮 10g	半夏 12g	茯苓 15g	胆南星 10g
枳实 9g	瓜蒌 20g	郁金 15g	菖蒲 9g
葶苈子 15g	苏子 10g	白芥子 9g	炒莱菔子 12g
海浮石 20g	炙桑皮 15g		

9月11日二诊：上方共服14剂，痰减，胸闷轻，然仍有粉红色痰。脉转沉滑而大，舌苔退。脉大乃热盛，于上方加生石膏30g、知母6g、芦根30g。停地高辛、卡托普利等西药。

10月12日三诊：上方服30剂，粉红色痰已无，痰已明显减少，尚咽痒、咳、轻微心慌，可自己骑车来门诊（约10千米路程）。

至11月，自己将150kg冬贮白菜搬至四楼，累后又吐血，动辄喘。仍宗上方治之。

至2003年1月，血痰止，唯心房纤颤仍在，他症已不著，到1月25日春节中断治疗。后听说春节过劳、饮酒，病故。

按：一诊因脉沉滑有力，胸闷咳痰、咯血，断为痰实壅肺、肺气上逆。气帅血行，气逆则血逆，故而咯血。脉参伍不调，若按之无力，乃气血虚，不能相继；若按之有力，乃邪阻脉道，气血不畅，而参伍不调。本案脉有力，乃邪实，故一诊重在涤痰降气。

二诊痰热挫，热转盛，脉转大，故予前方增石膏、知母清热之品。连服30剂，粉红色血痰方止，在停地高辛的情况下，Ⅱ度心衰得以缓解，心功能得以明显改善，说明中药有效，但顽固心房纤颤未能纠正。

心衰，很多人主张以参附救之，或主张以生脉饮为主。诚然，参附、生脉皆为有效之佳方，但必须对证方可，不可当成固定套路来用，否则就失去了名方的应有卓效。此例心衰，以痰热为主，因脉实而大，始终以清热涤痰之剂，未因喘促气短难续而予补益，此乃脉实证实也。分清虚实，乃是辨证的关键，否则，难免实其实，虚其虚。

方中加桑白皮者，因气帅血行，肺气上逆则血亦逆，故而咯血。桑白皮入肺，降肺气，气降则血降，气降则火亦消，故此案用之以泻肺止血。

例2：水热互结

周某，男，65岁。2004年5月7日初诊。

喘促端坐，心中慌乱，面唇及手臂色如紫茄，下肢肿（+++），整日吸氧。西医诊为冠心病心衰，每日服呋塞米。

脉沉滑数实大，舌暗红。

辨证：水热互结。

治法：清热逐水。

处方：木防己汤加减。

木防己 12g	生石膏 30g	葶苈子 18g	椒目 10g
桂枝 12g	红参 12g	泽兰 15g	生蒲黄 12g

9月17日二诊：上方加减，共服76剂，已无不适，吸氧及西药早已停，可上3楼，料理家务，伺候老伴。

脉大见和缓，面手肤色已正常。停药调养。

按：《金匮要略·痰饮咳嗽病脉证并治》曰："膈间支饮，其人喘满，心下痞坚，面色黧黑，其脉沉紧，得之数十日，医吐下之不愈，木防己汤主之。"心下痞坚、喘满、面黑，皆与心衰之状相符。此例除上症具备外，尚有严重水肿，不得卧，脉沉滑数实大，乃水热互结之实证，故予木防己汤合己椒苈黄丸治之，清热泻水，诸症渐平。重者，亦可予大陷胸汤逐其水饮，以缓其急。因病笃且年高，恐峻泻正脱，故未予大陷胸汤，改予木防己汤合己椒苈黄丸加减。

心衰一证，虚实寒热均有，热盛而心衰者并不罕见，并非皆用参附回阳。中医重在辨证，治则治法是在辨证之后，因证而立法处方，岂能未经辨证就得出亡阳的结论，而妄予温热回阳？这种通病，俯拾皆是，如冠心病、高血压、痴呆等，许多老年病都称其为正虚邪实，或本虚标实，因老年人正气已衰，故云本虚。实则老年病属邪实者屡见不鲜，岂可把活泼的辨证当成僵死的教条，贻误后人。

例3：寒痹心脉

胡某，男，50岁，连云港市人。2004年4月19日初诊。

10个月前突感胸痛、胸闷、短气、怵惕、惊悸、无力、畏寒、下肢凉。心电图：T波广泛低平，$V_{5\sim6}$倒置。血压：170/105mmHg。

脉沉而拘紧，按之有力。舌尚可。

诊为寒痹心脉，主以小青龙汤，嘱停西药。

麻黄 4g	桂枝 9g	细辛 4g	干姜 4g
半夏 9g	白芍 10g	五味子 4g	茯苓 15g
炮附子 12g	红参 12g	炙甘草 6g	

该方加减，共服药110剂，至8月9日来诊，症状消失。心电图正常，血压130/80mmHg。

10月4日又来诊一次，一直无任何不适，劳作如常人。心电图正常，血压稳定于120/80mmHg。

按：为何诊为寒痹心脉？因脉沉而拘紧。沉主气，邪实者，阻遏气机，气血不能畅达以充盈鼓荡血脉，脉可沉，然必沉而有力。阳虚者，无力鼓荡血脉，脉亦可沉，然必沉而无力。该患脉沉而有力，当属实证，且沉而拘紧，乃寒主收引凝泣，致拘紧，故断为寒痹心脉。若脉沉实如弹石，毫无和缓之象者，却非实脉，乃肾之真脏脉，为无胃气也，乃大虚之脉，此亦至虚有盛候。

何以断为病位在心？此依据脏腑、经络辨证。因胸闷痛且怵惕惊恐，

206

乃神志之症，心主神、主血脉，故断为病位在心。

小青龙汤主"伤寒表不解，心下有水气"。若寒邪束表，麻、桂自可解散表邪，但须"覆取微似汗，不须啜粥，余如桂枝法将息"。

桂枝汤将息法，是温覆、啜热粥，以助药力。其最佳药效标准是"遍身漐漐，微似有汗者益佳，不可令如水流漓，病必不除"。太阳中风本有自汗，服桂枝汤复求其汗，二汗有何不同？太阳中风之汗乃邪汗，是因风伤卫，营弱卫强，腠理不固而自汗。而桂枝汤所求者乃正汗，正汗标准有四：微微汗出，遍身皆见，持续不断，随汗出而身凉脉缓。邪汗恰与此相对。

正汗的出现，必须阳敷阴布，此即"阳加于阴谓之汗"。据此汗，则可推知阴阳已然调和，臻于和平，此即测汗法。

欲以小青龙汤解其表寒，化其内饮，亦必见此正汗，此即仲景所云"覆取微似汗"之意。

服法，亦宜遵桂枝汤法；"若不汗，更服依前法，又不汗，后服小促其间，半日许令三服尽。若病重者，一日一夜服，周时观之。服一剂尽，病证犹在者，更作服。若汗不出，乃服至二三剂。"若按惯常服法，一日一剂，早晚分服，则难达此正汗。

若无表证，小青龙汤尚可用否？俗皆以麻、桂等为辛温解表发汗之品，谓之解表剂，似无表本不当用。然寒凝于里，虽无表证，麻、桂照用。因麻黄解寒凝，发越阳气；桂枝振心阳，通血脉，对寒凝于里者，仍当用之，故本例虽无表证，亦用之。经云："肾合三焦膀胱，三焦膀胱者，腠理毫毛其应。"三焦乃原气之别使，主通行三气。腠为元真通行之处，理乃脏腑肌肉之纹理。肾之阳气，通过三焦、腠理，充斥周身，上下内外，阳气无处不在，犹天运朗朗，邪无可遁，何病之有，此即"天运当以日光明"。

若阳虚而阴凝者，麻、桂可用否？阳气者，卫外而为固。当阳虚时，虚阳易动，本不当再用麻、桂升散，宜以附子、干姜辛热回阳。阳虚者，回阳固当，然阴寒凝泣，又应以麻、桂以助之，解阴凝，发越阳气。此犹"黄芪得防风，其力更雄"，亦可云附子得麻、桂，其功更彰。仲景之麻黄附子细辛汤，深寓此意。

麻黄附子细辛汤治"少阴病，始得之，反发热，脉沉者"。此方阳虚外寒者用之，阳虚寒袭经络而痹痛者用之，或阳虚寒邪直中少阴者亦用之。以附子温阳，细辛散寒，启肾阳，且引领麻黄入肾，提取下陷之寒邪，亦符逆流挽舟之意。细辛辛烈走窜，麻黄辛温发散，已然少阴阳虚，麻、辛宁不惧乎？仲景非但不忌，且屡用之，意在鼓荡阳气之升达，恰可助附子之辛热回阳。若阳虚，脉虚浮涌动者，乃虚阳浮越之象，此时不可再用麻、桂、细辛，反宜附子伍以山茱萸，防阳暴越，脉暴起，成阴阳离决，格阳、戴阳。

若阴虚者，麻、桂本禁用，但阴虚兼有寒凝者，在补阴剂中，亦可伍以麻、桂，散寒凝而不伤阴，如阳和汤之麻黄配熟地黄、鹿角胶。

血压高时，麻桂剂可用否？俗谓麻黄升压，视为禁忌。当脉沉而拘滞，此乃寒邪凝泣之象，以麻桂剂发其汗，寒去脉可起，血压反恢复至正常且稳定。

麻黄可提高心率，故心率快时，麻黄禁忌。当脉拘紧而数时，乃寒凝阳郁，不散寒，则郁热不得透发，此时麻、桂仍可应用。因寒散热透，心率反可降下来。以脉象言，拘紧而数者，数脉从紧，麻、桂不仅不忌，反而必用。

由此可见，汗法应用甚广，不仅限于外感表实证。

例4：寒痹胸阳

韩某，男，64岁。2002年2月26日初诊。

心梗已8年。心电图：Ⅰ、aVL、V$_{4~6}$、ST–T改变。胸闷，胸痛牵背，心慌气短，疲劳困倦，腰痛，口干。曾服异山梨酯、活心丹、丹参滴丸等。

脉弦紧而结。

辨证：寒痹胸阳。

治法：温阳散寒。

处方：乌头赤石脂丸加减。

制川乌 15g	炮附子 15g	桂枝 12g	干姜 6g
川椒 6g	细辛 6g	茯苓 15g	白术 10g
半夏 12g	延胡索 12g	五味子 4g	

3月19日二诊：上方加减，共服21剂，附子加至30g，胸痛、憋气、

心悸、气短已著减。脉转弦缓，舌苔白厚。

上方加菖蒲 10g、苍术 12g、川厚朴 9g、红参 12g。

4 月 16 日三诊：上方加减，共服 28 剂，症已除，心电图大致正常，脉转弦缓，舌可。继予苓桂术甘汤加味善后。

按：脉弦紧属阴脉，乃寒凝收引之象，故此胸背闷痛，断为寒痹所致。其结者，乃阴寒干格血脉，致气血阻遏而结。方取乌头赤石脂丸，振阳气而逐阴寒，增细辛、桂枝通阳，加茯苓、白术、半夏以降厥寒之逆，增五味反佐，防大队辛热耗散真气。

再诊脉已转弦缓，知寒凝之象已缓，然舌苔白厚，乃湿浊内生，加菖蒲、苍术、厚朴以化浊，加红参以扶正。

累计服药 50 剂，寒解湿化而症除，继予苓桂术甘汤健脾化饮通阳以善后，终获显效。

原方为丸，一丸日三服，不知再服。本案改丸为汤剂，其力更雄，直破阴凝，尤宜于寒凝重者。

例 5：肝肾阴虚，阳亢化风

张某，男，74 岁。2006 年 3 月 11 日初诊。

患者于 1 年前后下壁心梗，抢救缓解。心电图：T、$V_{5\sim9}$ 倒置，ST、$V_{4\sim6}$ 降低。糖尿病史，空腹血糖 10.3mmol/L。现胸痛频发，慢走几步即胸痛，但不憋气，头晕。

脉弦劲且盛，舌嫩红少苔。

辨证：肝肾阴虚，阳亢化风。

治法：滋肝肾，平肝息风。

处方：三甲复脉汤加减。

生龙骨 18g	生牡蛎 18g	炙鳖甲 8g	败龟甲 18g
生石决明 18g	干地黄 15g	生白芍 15g	山茱萸 15g
牡丹皮 12g	怀牛膝 15g	丹参 18g	阿胶 15g
炙甘草 9g			

上方加减，共服 54 剂，诸症已不著，可慢行 1 千米。心电图大致正常。脉转弦缓滑。后未再诊。

按：脉弦劲且盛，其意义同于革脉。革脉乃弦芤相合之脉，中空外急，浮取弦大有力，如按鼓皮，沉取则豁然中空。《金匮要略·血痹虚劳病脉证并治》曰："脉弦而大，弦则为减，大则为芤，减则为寒，芤则为虚，寒虚相搏，此名为革，妇人则半产漏下，男子则亡血失精。"

革脉何以中空？乃阴血不足，血脉失充。革脉何以外急？乃血虚不能内守，阳气奔越于外，搏击血脉，脉乃浮大而绷急。

气越的原因，包括血虚、气虚、阳虚、阴虚四类；血虚者，气无所倚而浮越成革；气虚者，不能固于其位，浮越于外而为革。阳虚，阴寒内盛，格阳于外，搏击血脉而为革；阴虚不能内守，阳浮于外亦为革。革脉的这四种原因，仲景已然阐明："寒虚相搏，此名为革。"指阳虚而寒；"亡血失精"，指阴血亏虚。《诊家枢要》云："革，气血虚寒。"《脉确》云："主阴虚失血。"

此例脉弦劲且盛，并无中空之感，何言其意同革？脉弦劲盛者乃肝阳亢盛之脉。肝阳何以亢盛？当从阳求阴，因阴虚不制阳，乃阳亢化风。风阳窜扰，故而胸痛，故此脉视同于革。治当滋水涵木为本，平肝潜阳息风为标，处方三甲复脉汤，风阳渐平，冠心病亦随之缓解。此案亦可归于肝厥心痛类。

例6：阳虚饮凌

曹某，男，54岁。2004年4月16日初诊。

曾诊为心肌缺血，心电图：ST-T改变，血压160/100mmHg。胸间痛，日寐约6小时，多汗，下肢无力，左足跟凉，其他可。

脉弦稍硬，舌淡胖苔白。

辨证：阳虚饮凌。

治法：温阳化饮。

处方：苓桂术甘汤加减。

炮附子15g	茯苓15g	薤白12g	制川乌12g
白术10g	生蒲黄12g	桂枝10g	炙甘草7g

8月13日二诊：上方附子渐加至30g，曾加用生黄芪15g、仙茅12g、仙灵脾（淫羊藿）10g、浮小麦30g，共服90剂。诸症消失，血压120/80mmHg，心电图于5月21日即已恢复正常。脉转弦缓，停药观察。

按：弦本阳中之阴脉，乃阳之温煦不及。脉拘而弦硬，或弦拘而劲，此脉老年病多见，可由多种原因而发，脉弦劲而大者，乃肝风陡涨，此肝风，可由热盛生风，或痰热生风，或痰瘀化热生风，当清热平肝息风，或清热涤痰息风，或清热涤痰活血息风。若脉弦细数而劲者，乃阴不制阳、阳亢化风，当滋阴潜阳、平肝息风。若脉弦劲按之虚者，状类革脉，乃真气虚，虚风内动，当益气养血填精。若拘而弦劲者，乃寒邪凝泣收引，当温阳散寒。

当然，判断弦劲脉之机制，亦须四诊合参，不可一见弦劲之脉，就予镇肝息风之类潜降，尚须分辨。此例之弦而硬，兼舌淡胖，且无热象，故断为阳虚温煦不及，脉拘所致，予温阳化饮，解其寒凝。经连续4个月的治疗，阳渐复，寒凝解，脉之弦硬亦转缓，血压、心电图亦随之好转。若误为弦乃气郁，妄予开破，则失之远矣。

例7：痰热痹阻

杜某，男，69岁，晋州人。2004年9月7日初诊。

诊为冠心病心绞痛，陈旧心梗，心导管查有3处狭窄须安支架，因太细无法安，血压145/80mmHg。现服维拉帕米、美托洛尔、丽珠欣乐（单硝酸异山梨醇酯）等药。劳则胸痛牵背，憋气，步行约100米即痛，上三楼须每层皆歇，重时不能平卧，腿沉无力。

脉弦滑盛，舌可。苔黄腻，唇暗面暗。

辨证：痰热蕴阻。

治法：清化痰热，宣畅气机。

处方：黄连温胆汤加减。

黄连 9g	瓜蒌 18g	半夏 12g	薤白 12g
枳实 9g	菖蒲 9g	郁金 9g	竹茹 7g
胆南星 9g	茯苓 15g	蒲黄 10g	茵陈 18g

嘱：西药每半月减三分之一。

2005年2月25日二诊：上方加减，共服125剂，西药已停，可走三四千米，上3楼已不需歇，症状消失，脉缓滑，唇已不暗。

按：因无心导管复查，尚缺冠脉改善的直接依据，但从临床症状判断，有明显好转，脉亦见缓。

弦主郁，滑数且盛，主痰热壅盛；且苔黄腻，亦为湿热秽浊之象，故诊为痰热蕴阻。治法清化痰热，宣畅气机。然舌暗、唇暗，乃痰热阻痹，血行不畅，故予清化痰热之时，佐以活血之品。

方中之连、夏、蒌，乃小陷胸汤。冠心病属痰热者，与结胸相类，《伤寒论》134条："短气躁烦，心中懊恢，阳气内陷，心下因硬，则为结胸。"《伤寒论》137条："从心下至少腹硬满而痛，不可近者，大陷胸汤主之。"仲景对结胸的论述，为我们临床治疗冠心病揭示了一重要门径，或逐其水热，或清热涤痰宽胸，皆为痰热型冠心病的重要治则。据其法以扩充之，后世衍生出许多有效方剂，足资借鉴。本案用黄连温胆汤治冠心病，其理论渊源，皆本于结胸诸法。悟透仲景的一个法，就可灵活变通，随证化裁，扩展出一大片，确有柳暗花明又一村之感。

例8：痰热生风

苏某，男，52岁。2006年5月15日初诊。

西医诊为冠心病心绞痛，高血压。心电图：ST、aVF、$V_{4\sim6}$降低。T、I、aVL、$V_{5\sim6}$低平。血压160～180/100～110mmHg。服用异山梨酯、美托洛尔、尼群地平、卡托普利等药。自咽沿食管至胃皆阵痛、憋闷、气短，脱衣、慢走皆痛。

脉弦滑而盛。舌尚可，苔白。

辨证：痰热壅盛。

治法：清热化痰。

处方：黄连温胆汤加减。

陈皮9g	生半夏12g	胆南星10g	天竺黄12g
竹茹7g	菖蒲9g	郁金10g	黄连12g
枳实9g	生蒲黄12g	丹参18g	延胡索15g

7月14日二诊：上方共服42剂，西药已全停半月，单硝酸异山梨酯偶服。血压150/100mmHg，心电图：T、aVL平，其他导联已正常。现已无明显不适，可行走10余里，但上二楼尚觉气短。脉弦滑且盛。舌嫩红齿痕，少苔。仍属痰热化风。上方加生石决明30g、地龙15g、僵蚕15g。

9月4日三诊：上方又服42剂，心电图已恢复正常，血压150/100mmHg，已无明显不适。脉舌同上。

虽已好转，但痰热未除，仍宜前法治之。

上方 14 剂，另加蜈蚣 30 条、全蝎 30g、水蛭 30g，共为散剂，分 28 次服。

未再来诊。

按： 脉弦滑且盛，故诊为痰热生风。风痰走窜包络，致胸痛憋闷，治法清热涤痰息风。因虑其经济不裕，未用蜈蚣、全蝎，但血压始终较高，内风尚盛，故后加蜈蚣、全蝎息风解痉。共计 100 余剂，虽效，然脉未缓，难免复作。

例 9： 肾阴虚，相火动

张某，男，60 岁。2004 年 4 月 16 日初诊。

诊为冠心病、哮喘，曾两次急诊入院抢救。心电图广泛 ST–T 改变，血压 180/80mmHg。胸憋胸痛，哮喘痰鸣，动辄喘甚，不能平卧，后背热，头旋。

脉弦硬左尺浮旺。

辨证：肾虚相火动，风阳内旋，肾不纳气。

治法：滋阴潜阳，补肾纳气。

处方：济生肾气加减。

怀牛膝 10g	干地黄 15g	山茱萸 18g	山药 15g
败龟甲 30g	牡丹皮 12g	泽泻 12g	盐知母 5g
盐黄柏 5g	五味子 5g		

5 月 7 日二诊：上方共服 21 剂，喘减逾半，已可平卧，胸憋闷亦轻，血压 160/90mmHg。脉趋弦缓，硬度减，尺已平，寸脉沉。舌可。因相火已敛，肝风渐平，脉趋缓且寸无力，阳虚之象渐显，治法改为阴阳双补。

上方去知、柏，加葶苈子 12g、红参 12g。另：蛤蚧 2 对，研细，每服 1.5g，日 2 次。

9 月 13 日三诊：上方共服近百剂，已无明显不适，可步行二三千米也不喘，唯上楼还微喘。于 8 月 16 日查心电图大致正常，血压 140/90mmHg，脉弦缓。

后又继服 35 剂，基本平稳，停药。

按： 脉弦且硬，乃肝失柔而脉劲张，风阳内旋。尺浮旺，乃相火动，缘于阴不制阳。阴亏而风阳动，风阳上窜心肺，迫于肺而喘，不得卧；窜

213

于心而胸痛；淫于背而背热；达于颠而头旋。方以济生肾气丸加减，滋肾潜阳，共服 21 剂，相火渐敛，风阳渐平，喘减逾半。

继之，尺虽平而寸不足。寸为阳位，寸不足乃上焦阳气不足，然相火乍敛，不可骤予桂、附，故加参以益气，加蛤蚧以益肾纳气。继服百余剂，诸症渐平。

例 10：阳气虚衰，精血不足

谢某，女，55 岁。2004 年 10 月 11 日初诊。

诊为冠心病、室性期前收缩。心电图：T 波广泛低平或倒置，频发室性期前收缩。既往卵巢早衰。心慌空悬、心烦意乱，看报只能看个题目，再看就心中烦乱难受。气短无力，失眠，彻夜不寐，头晕口干，饮不解渴。食不知味，尚能食。腰背凉，膝下如冰，项筋强，腰酸疼痛，大便干，小便频数。服美西率已 5 年，少吃一次就心慌得很。

脉沉细涩无力，舌尚可。

辨证：阳气虚衰，精血不足。

治法：温阳益精血。

处方：真武汤合右归丸加减。

炮附子 15g	桂枝 10g	炙甘草 7g	茯苓 15g
白术 10g	当归 12g	巴戟天 12g	肉苁蓉 18g
仙灵脾 10g	山茱萸 15g	熟地黄 15g	炒枣仁 40g
红参 12g			

12 月 6 日二诊：上方加减，共服 56 剂，诸症皆减，心电图亦有好转。T、aVL 倒置，I、V_5 低平，其他导联已正常，美西率已停。

4 月 11 日三诊：上方加减，又服 105 剂。其中一次因生气，一次因春节客人多，两度病情反复，但坚持服药，渐又好转，已无明显不适，心电图大致正常。脉缓滑，舌正常。继服 14 剂，以固疗效。

按：此例脉沉细涩无力，正气虚衰较重，而且症状颇多。历经半年调治，正气渐复，诸症渐消。若非坚持，恐难奏效。

心烦意乱一症，多以火论，但阳虚阴盛者亦恒有之，如：

《伤寒论》29 条："吐逆烦躁者，作甘草干姜汤与之，以复其阳。"

《伤寒论》61 条："昼日烦躁不得眠……干姜附子汤主之。"

《伤寒论》69条："烦躁者，茯苓四逆汤主之。"

《伤寒论》269条："其人躁烦者，此阳去入阴故也。"

《伤寒论》300条："少阴病……复烦躁不得卧寐者，死。"

《伤寒论》《金匮要略》论述阳虚而烦的条文有20余处，可见烦非必因火。心烦之因颇多，邪扰于心可烦，正虚心无所倚亦可烦，凡阴阳气血之虚，皆可烦。欲辨其因，当以脉为重。

此案，烦而彻夜不寐，且口干饮不解渴，颇似阴虚火旺，但脉沉细涩无力，乃少阴脉也，故诊为阳虚所致，予温阳益精血而渐安。

四、舌症不符的医案举隅

舌诊，是望诊中的一项重要内容，望舌可洞观五脏六腑，且较直观、客观，故而舌诊为后世医家所重。余临证前十多年，辨证以舌为重。但临证既久，发现一些舌症不符的患者，渐渐动摇了我以舌诊为主的辨证论治方法，转而倚重脉诊，逐渐形成了以脉诊为中心的辨证论治方法。

舌诊虽古已有之，但言而不详，《内经》《伤寒论》《金匮要略》中，仅寥寥数条提到舌苔、舌质。舌诊成熟于温病学，尤以叶天士贡献为大。温病的特点是热盛阴伤，有卫气营血不同传变阶段，舌诊是重要的辨证论治依据。我毕业后分配到大庆油田总医院儿科，所治的全部是温病的急症、危症，所以对舌诊在温病中的重要价值深有体会。舌症符合率粗估在90%以上。

内伤杂病，则范围广泛得多，亦复杂得多，径直将温病中的舌诊用之于杂病中，舌症符合率则大大降低。凭我近50年的临证经验粗估，舌症符合率在30%～40%。因而舌诊在杂病中，只能作为参考，而不足以作为辨证论治的主要依据。

或问，余以何为标准来判断舌与症的符或不符？吾以脉诊为中心进行辨证论治，以脉定证，依证立法处方。舌诊与之相符者，则作为辨证的一项依据；若不符者，则以脉解舌，以脉定证治。

或问，舌症不符者，舍舌否？余曰不舍。俗皆云脉症不符者，有舍症从脉、舍脉从症之论，尚未闻有舍舌从症或舍症从舌之论。吾认为脉、舌、症的出现，皆有其必然的生理、病理基础，都不存在假的问题，只存在如何认识的问题。只有正确认识、理解杂病中舌诊的机制，才能准确判断舌诊在辨证论治中的价值。

我之所以专门讨论舌诊与辨证论治的关系，因辨证论治是中医的核心特色、精髓，能否正确辨证论治，不仅关系到患者的疾苦及身家性命，也直接关系着中医学的继承、发展与未来，余故论之。

以下，吾将以临床实例来辨明以舌诊为主的辨证论治方法之不足。

例1：阳虚血凝

倪某，男，36岁，烟台人。2004年8月9日初诊。

北京安贞医院诊断：冠心病稳定型心绞痛Ⅲ～Ⅳ级。高血压Ⅲ级。心脏搭桥2个，安支架3个，仍心绞痛频作，尚须再安4个支架，须分两批安放。ECG：T波广泛低平倒置。现心绞痛频作，室内厕所不能去，动则胸痛憋气，夜间常憋醒。胃不适，便热。

脉弦细，舌光绛而裂。

阴虚血瘀，予养阴活血通络。

炙鳖甲 30g	赤芍 12g	丹参 18g	桃仁 12g
红花 12g	败龟甲 30g	生蒲黄 12g	生地黄 15g
泽兰 18g	生牡蛎 30g	牡丹皮 12g	白芍 15g
延胡索 12g	水蛭 10g	炙甘草 7g	

10月18日二诊：上方共服60剂，虽憋闷稍减，然改善不著。背冷，脐右侧撑结，脉弦按之减，两寸沉无力，舌光绛而裂。

因脉按之无力，当属阳虚；因舌光绛，当兼顾其阴，改方如下：

桂枝 15g	茯苓 15g	生蒲黄 10g	炮附子 15g
炙甘草 8g	水蛭 10g	红参 12g	丹参 18g
炙百合 15g			

注：如无不适，炮附子每周递加3g，加至30g为止。

2005年4月22日三诊：附子已加至30g，共服约120剂，可平路走一千米，感觉胸隐痛、气短，右侧脘腹有滞碍感，精力渐好。脉弦涩按之不足，舌光绛而裂。

上方附子递加。

7月17日四诊：上方附子已加至60g。上6楼后觉胸闷痛，休息2分钟可缓解，左肩及上臂觉痛，小腿时胀，他可。脉弦减舌嫩绛，裂减轻，有少量舌苔。心电图：（2005 年 7 月 15 日）：T、aVF、V$_{4\sim6}$ 低平，其他导联正常。

2006 年 4 月 10 日五诊：炮附子渐加至 90g，服药约 200 剂，已可一步两蹬上 6 楼而不引发胸痛。有些头晕，胃不和，快走时，胸部尚有不适。血压：130/105mmHg。

炮附子 60g	红参 12g	桃仁 12g	红花 12g
僵蚕 12g	制川乌 15g	生黄芪 40g	水蛭 10g
蜈蚣 15 条	炙甘草 9g	赤芍 12g	白芍 12g
地龙 15g	全蝎 12g	土鳖虫 12g	延胡索 12g

2006 年 8 月电告，情况稳定，未再来诊。

按：本例舌光绛而裂，是典型的肝肾阴虚之舌，法当滋养肝肾之阴。但其脉沉而无力，乃少阴阳虚之脉，则证当属阳虚之证，以大剂附子温阳活血通脉，经两年多的治疗，获得显效。从临床治疗结果来看，辨证论治是基本正确的。以此脉、此症来解舌，则知光绛而裂之舌，并非肝肾阴虚，而是因阳虚血行凝泣所致，故舌色红暗呈绛色。何以舌光无苔？乃阳虚气化不利，津液不布而光裂。大量、长期用附子，舌象反有改善，绛色渐淡，裂纹渐浅，苔渐布。通过此例可说明，在内伤杂病中，以舌象作为辨证论治的主要指征，是有相当大的局限性的；再者，舌无假，只存在如何认识的问题，当以脉解舌。

例 2：热入血分

赵某，男，22 岁，大学生。1989 年 11 月 18 日初诊。

患"再障"住院已半年，鼻衄、齿衄、斑疹，屡发高热。每周须输血 1～2 次，家中告债累累。由我校在该院实习生介绍请余诊治。鼻衄不止，以药棉充填压迫，鼻如蒜头，血从后鼻腔溢于口中，高热 39℃ 左右，躯干四肢斑疹甚多，口渴，面色㿠白，舌淡，脉洪大躁数。检前方，除西药外，中药多为温补，或清热凉血杂以温补，化验血红蛋白 30g～40g/L，红细胞 1×10^{12}/L，白细胞 2×10^9/L，血小板 20×10^9/L。此血热炽盛，迫血妄行，予清瘟败毒饮加减。

生石膏 40g	知母 9g	黄连 10g	黄芩 10g

栀子 12g	大青叶 10g	玄参 15g	生地黄 15g
牡丹皮 12g	赤芍 12g	槐花 30g	紫草 30g
小蓟 30g	蒲公英 30g	水牛角 30g (先煎)	

1990 年 1 月 23 日二诊：上方加减共服 60 余剂，已不须输血，鼻衄止，牙龈萎缩，刷牙时有出血，未再发热。四肢尚有散在之小出血点，腰酸。脉已见敛，尚滑数，按之较软。血红蛋白 125g/L，白细胞 3.9×10⁹/L，中性粒细胞 52%，淋巴细胞 48%，血小板 53×10⁹/L，红细胞 3.8×10¹²/L，此血热未靖，虚象初露。

生石膏 30g	知母 6g	黄连 9g	黄芩 9g
栀子 9g	大青叶 10g	玄参 15g	生地黄 15g
牡丹皮 12g	赤芍 12g	槐花 30g	紫草 30g
小蓟 30g	山茱萸 12g	狗脊 15g	水牛角 30g (先煎)

6 月 2 日三诊：上方加减服约 4 个月，脉舌正常，面亦红润，无任何症状，长跑六七百米后觉腿酸，检查其他均已正常，唯血小板较低，65×10⁹/L。

生石膏 30g	知母 6g	牡丹皮 10g	赤芍 10g
紫草 30g	槐花 30g	太子参 12g	山茱萸 12g
熟地黄 12g	山药 12g	枸杞 10g	鹿角胶 15g
狗脊 18g	川续断 15g		

8 月 28 日四诊：血红蛋白 121g/L，红细胞 4.70×10¹²/L，白细胞 4.7×10⁹/L，血小板 120×10⁹/L，骨髓报告正常，停药。大学毕业后分配至本市某厂工作，至今正常。已成婚生一子，其子已上小学，健康。

按：此案舌淡，面色㿠白，唇甲色淡，依此舌色，当诊为或阳虚、或气虚、或血虚，应予温阳、益气、养血。可是脉洪大躁数，乃阳热亢盛之脉，吾以脉为主，断为气血两燔。典型的气血两燔之舌当绛红苔干黄，此舌淡，显然脉舌相背，如何解析？叶天士论温病血分证曰："入血就恐耗血动血。"耗血，是阳盛伤阴，阴血被耗。阴血被耗则血不荣，致舌淡；动血，是热迫血妄行，致血分证，可广泛出血，血亡则不华，致舌淡。此舌淡，不仅不作阳气虚看，反是耗血动血的必然结果。若不据脉以断，仅凭舌淡，必然诊为阳气虚，妄予温补，则误矣。

平脉辨证脉学心得（第二版）

例3：懈怠

李某，女，学生。2002年6月14日初诊。

疲乏，腰痛。

脉弦细无力，舌红苔稍黄。

此肝体不足，肝用不及。予乌梅丸加减：

乌梅5g	桂枝9g	炮附子10g	干姜5g
细辛4g	当归12g	党参12g	黄连9g
黄柏5g	生黄芪12g	白芍10g	丹参15g

予4剂，水煎服。

6月18日二诊：乏力懈怠已除，腰尚痛，脉力增。上方加菟丝子15g、川续断18g，4剂，水煎服。

按： 舌红苔微黄，主热盛，热者当寒之。但脉弦细无力，弦主肝，细为肝体不足；无力为肝阳馁弱，肝用不及。肝为罢极之本，肝虚则懈怠喜卧，此状与疲劳综合征相符。予乌梅丸补肝用，益肝体，调其阴阳。加黄芪者，益肝气，强肝之用；加白芍、丹参者，补肝之体，阴生阳长，肝复而愈。若据舌诊而寒之，则肝阳更馁，一阳不升，万物萧索，何期生机焕发。

例4：咽痛

封某，女，27岁，教师。1996年5月7日初诊。

咽干、咽痛、咽塞2周。

脉弦细紧，舌红齿痕。

此阴寒内盛，痹结于咽喉。予苓甘五味姜辛半夏汤加减。

炮附子8g	桂枝8g	细辛4g	干姜4g
五味子4g	茯苓10g	半夏9g	

2剂。

数日后相遇，云药后，咽痛、干、塞已除。

按： 咽痛咽干之症乃常见病，多以火热或阴虚火旺论之，然屡服西药抗菌消炎、中药清热解毒利咽之剂不效者，亦非罕见。咽痛火热者固多，然阴寒者亦不乏其例。《伤寒论》咽痛者，以少阴病篇居多。《伤寒论》第283条："病人脉阴阳俱紧，反汗出者，亡阳也，此属少阴，法当咽痛而复吐利。"《伤寒论》第317条通脉四逆汤证之咽痛，及《伤寒论》第313条之半夏散证等，皆阴盛所致。此案以其脉弦细紧，乃为阴脉，故予辛温通阳开痹治咽痛。其舌红者，亦因寒凝泣而红，不以热看。余在临床诊治时，脉诊权重高于舌诊。若脉舌不一致时，舌从脉解。

例5：热郁胸膈转痰阻阳痹

胡某，女，51岁。2003年9月23日初诊。

心烦胸闷，常在卧寐中憋醒，阵烘热汗出。心电图：T波、Ⅲ、aVF、V$_5$倒置。

脉沉滑数，舌可。

辨证：热郁胸膈。

治法：清透胸膈郁热。

处方：栀子豉汤合升降散加减。

栀子12g	豆豉12g	枳实9g	僵蚕12g
蝉蜕5g	姜黄10g	连翘15g	丹参12g

生蒲黄10g

9月30日二诊：上方服7剂。烦热、胸憋未作，觉左胁下支结。

脉转沉滞而滑。

辨证：痰郁气滞。

治法：豁痰行气通阳。

处方：瓜蒌薤白桂枝汤加减。

瓜蒌12g	薤白12g	枳实9g	桂枝12g

丹参18g

10月28日三诊：上方加减，共服28剂。诸症消失。心电图大致正常。脉缓滑。上方加半夏，继予14剂，停药。

按：脉沉滑数，沉主气，滑为阳，数主热。沉而数者，乃郁热不得透达，处方栀子豉汤合升降散治之。火郁本当舌红，此案舌何以不红，反见正常之舌？郁火虽可上灼、下迫、内窜，然并非必然上下内诸症并见，可仅见于上、仅见于下、仅见于内。此案郁火内窜心经，见心烦胸闷等症，若未上灼至舌，舌可不红。若据舌以断，舌诊正常，将断为何证？临床已然病证较明显或较重，舌依然正常者，并不鲜见。所以，据舌诊以辨证论治者，有较大局限性。

例 6：痰热内蕴

张某，女，67 岁。2004 年 4 月 16 日初诊。

心肌缺血，2003 年 9 月有枕部脑梗，心电图：T、Ⅲ、$V_{3\sim6}$ 倒置。胸闷痛，心慌，头晕，胁胀痛，疲乏嗜睡，每日睡 15 个小时以上，睡后仍觉困倦。大便二三日一解，不干，然不畅。

脉沉滑躁数，舌淡红苔白。

辨证：痰热内蕴，气机郁滞。

治法：涤痰清热，疏达气机。

处方：升降散合小陷胸汤加减。

僵蚕 12g	大黄 4g	枳实 9g	茯苓 15g
蝉蜕 5g	黄连 10g	菖蒲 9g	天麻 15g
姜黄 9g	陈皮 9g	半夏 12g	栀子 10g
豆豉 12g			

紫金锭 2 粒（分冲）

5 月 7 日二诊：上方共服 21 剂，胸闷痛、头昏、胁痛已不著，睡眠已减至 9 个小时。脉之躁数已除。上方加人工牛黄 2g（分服），10 剂，水煎服。

后未再来诊。

按：舌淡红苔白，当属气血两虚之舌象，治法气血双补。然脉沉滑躁数，此痰热内蕴之脉，火热内伏而躁数，治法为涤痰行气、清透郁热。据舌当温补，据脉当清透，何以是从？吾以脉为重，故以升降散合小陷胸汤治之。这一辨治对否？当然最终还要通过临床实践的检验。药后症减，说明这一诊治基本正确。然何以舌脉不符？缘于痰热闭阻、阳气不敷、气血不畅，舌失荣华而淡红，此舌非假，关键在于如何认识，但若据舌以断，必谬。

例 7：阳虚阴盛

周某，男，54 岁。2006 年 6 月 30 日初诊。

2005 年 6 月 13 日出院小结："冠脉造影：前降支中段管状狭窄达 80%（血管直径 2.0mm），诊为冠心病，不稳定型心绞痛。心电图：T、Ⅱ、aVF 低平。类风湿关节炎，高血压Ⅰ级，血压 130/80mmHg。"服异山梨酯、卡托普利、辛伐他汀等。胸胁憋闷，腹部抽紧痛甚，时嗳气，右半身无力。

脉弦迟无力，舌尚可。

辨证：阳虚阴盛。

治法：温阳散寒。

处方：乌头赤石脂丸加减。

炮附子 60g	制川乌 18g	细辛 8g	川椒 6g
干姜 7g	红参 12g	吴茱萸 8g	炙甘草 9g

7月14日二诊：上方共服10剂，诸症皆减，右半身仍无力（3岁时从房上摔下所致）。脉舌同上。上方改：

炮附子 90g	干姜 9g	生黄芪 120g	桃仁 15g
红花 15g	当归 15g	赤芍 15g	川芎 8g
地龙 15g	桂枝 15g		

8月11日三诊：上方共服21剂，胸胁憋痛、腹抽痛、嗳气除，半身无力减轻，尚觉气短。

上方继服14剂，未再来诊。

按：此案五脏之阳皆虚，心肺阳虚则胸憋闷疼痛，肝阳虚则胁痛，脾肾阳虚则全腹抽痛，厥气逆而嗳。乌头赤石脂丸乃破阴凝之重剂，呕不能饮食，腹中满，上冲皮起，出见有头足，上下痛而不可触近者，大建中汤主之。本案与此颇似，皆阳虚寒凝所致。若据舌以断，舌可，并非胖淡嫩滑，则看不出阳虚阴盛之象，可见舌诊在杂病中，有较大局限性。

例8：湿热熏蒸

侯某，女，67岁，藁城市人。2004年5月28日初诊。

头晕旋，心中迷糊，胸闷，便溏，其他说不清。心电图：ST广泛低垂。

脉弦濡滑数，寸偏旺，尺稍差。舌嫩绛少苔。

辨证：湿热熏蒸。

治法：清热化浊。

处方：菖蒲郁金汤加减。

菖蒲 9g	牡丹皮 9g	竹叶 7g	连翘 12g
郁金 9g	黄连 8g	菊花 7g	滑石 15g
生龙骨 18g	生牡蛎 18g	山茱萸 15g	天竺黄 10g

6月21日二诊：上方加天麻5g、僵蚕12g，共服24剂，已无不适，寸脉已平。心电图正常。停药。

按：舌嫩绛少苔，并无湿热熏蒸之黄腻苔，何以诊为湿热证？当然，湿热证应有黄腻苔，而且黄腻苔也是诊断湿热证重要且最直观的一个指征。但当湿热化热化燥后，可无舌苔；若湿热尚未化燥，阻隔气机，胃气不能上蒸时，亦可无黄腻之苔。此案虽无黄腻苔，依然诊为湿热证，乃据脉而断。

例9：再生障碍性贫血

蒋某，女，28岁，石油工人。1970年9月15日初诊。

患再生障碍性贫血已4年，每周皆须输血。症见头晕、心慌、气短、无力，精力萎靡，全身散在斑疹，下肢尤多，鼻衄，齿衄。面色晦暗苍白，唇甲苍白，手指如蜡状，下肢满布褐斑。

脉躁数而涌动，舌淡胖。

以舌淡胖，且一派虚证，余屡予补气、养血、填精，病情毫无起色。当时辨证以舌诊为重，略于脉。认为此舌属虚无疑，然屡补无效，逐渐动摇了我以舌诊为重的辨证方法，渐转而倚重脉诊。

例10：急性多发性神经根神经炎

某女，24岁。

诊为急性多发性神经根神经炎。呼吸已停5日，心跳尚存，靠人工呼吸维持生命。于1992年7月13日会诊。面赤，舌红，苔干黄起刺，脉洪大，腹软。此属阳明热盛，予白虎加人参汤鼻饲，共3剂。脉症依然如上，原方加安宫牛黄丸1丸。至18日亡。

按：脉洪、面赤、舌红、苔干黄起刺，予白虎加人参汤尚属对症。此人是大学刚毕业分来我院的计算机老师，未能救活，感到心中非常愧疚、惋惜，曾反复考虑当如何辨证。后悟及，面赤乃大量使用激素所致；脉洪大乃血管活性药物的反应；舌红苔黄，因昏迷，不能饮水，且数日人工呼吸而口干起芒刺。设若无西药，或现一派亡阳之象，当非白虎加人参汤所宜。所以中医辨证时，尚须考虑因用西药所产生的影响。

五、对跟师学习人员病历的批改

在跟师学习的人员中，有国家级及省级优秀中医人才，有全国名老中医经验继承人。在跟师过程中，第一阶段为半年多，随师诊治抄方，待基本熟悉老师的辨证论治方法后，即进入第二阶段。凡初诊患者，皆由跟师人员独立诊治，写出医案，老师修改把关。其中大部分病历与老师的意思相符，径直签字付予患者；一部分稍事加减修改。个别与吾辨证不符者，多是在脉诊上有误，使整个病机、方证皆变。此时要讲清我的分析、认识，并手把手地教他体会脉象，以及如何以脉解症、解舌、定证、立法、处方等。

我主张学术民主，教学相长，应形成一种学术沙龙的氛围。对不同见解应切磋、讨论，畅所欲言，以求弄明白。因这些学员都有 20 年左右的医龄，都是科主任或正副高职称，都有相当理论基础和实践经验，所以一起出诊，也是我学习的好机会。我的修改正确与否，还要经实践检验，每次都是对我真真切切的考试，患者服药后的信息反馈，俨然是每次考试的打分。所以，这种修改，我是特别认真的。通过这些修改的病例，有个正误的鉴别比较，可充分体现我的思辨方法和应用，故举数则。

例 1：阳虚，气化不利

沈某，男，39 岁，石家庄市人。

[**学员病例**] 2009 年 10 月 23 日初诊：近两年来，腰酸痛，头晕，神疲，乏力，手心热出汗，小便时有尿频、尿急，并有阴囊潮湿，夜尿 4～5 次，饮食、睡眠可，便调。

脉沉弦滑，舌淡苔白。

处方：

黄芩 9g	生地黄 15g	龙胆草 6g	车前子 15g
当归 15g	薏苡仁 30g	枳实 9g	木通 9g
柴胡 6g	甘草 6g	泽泻 15g	

[**老师修改**] 症如上。脉沉滞徐减，舌淡胖苔白。

辨证：阳虚，气化不利。

治法：温阳化饮。

处方：五苓散加附子。

桂枝 12g　　　　茯苓 15g　　　　白术 10g　　　　泽泻 15g

猪苓 12g　　　　炮附子 12g　　　炙甘草 9g

7 剂，水煎服。

11 月 2 日二诊：药后腰酸痛、头晕、神疲乏力、手心热，出汗已缓解，仍有尿频、尿急，阴湿。脉沉缓滑减。舌淡胖、苔白。

上方加益智仁 10g、蛇床子 15g。

按： 原方予龙胆泻肝汤主之，可能着眼于尿频急、手心热、汗出、阴湿等症，似湿热下注，故予龙胆泻肝汤。由此可见，仅据症状，难以准确判断其证。然脉沉滞徐减，且舌淡胖苔白，显系阳虚，气化不利。

脉沉主气滞。邪阻气滞，气血不能充盈、鼓荡于血脉则脉沉，此沉当沉而有力，为实。若阳气虚，无力帅血充盈鼓荡于血脉，亦脉沉，此沉当按之无力。沉而有力为实，沉而无力为虚。脉滞，指脉之振幅搏起小，其意同沉，以沉而有力、无力分虚实。徐，即脉来去皆徐。何以称徐而不称缓？因缓脉亦来去徐缓，但缓脉却从容和缓，不似该脉之沉滞而减；至数虽徐，却无缓脉之从容和缓之象，故以徐称。脉减，乃介于脉力正常与无力之间，故曰减。减乃不足之脉。此脉沉滞徐减，乃阳气虚馁所致。阳虚，即为该患者的病机、证，此即以脉定证。既为阳虚，用龙胆泻肝汤清利湿热，乃犯虚其虚、实其实之误。

脉既明，则进而在中医理论指导下解其诸症。

何以腰酸痛？腰为肾之府，肾阳虚，故腰酸痛。

何以头晕？头为诸阳之会，必清阳以充，肾精以养，今肾阳虚，头失阳之充养，故而晕。

何以神疲乏力？阳气者，精则养神，阳虚神无所倚，故神疲乏力。

何以溲频急？肾司二阴，阳主固摄，阳虚不固而溲频急。

何以手心汗出？手心为手少阴心经所过，肾阳既虚，上乘于心，心气不足而手心多汗。

何以手心热？俗皆以手足心热为阴虚痨热解。固然，阴虚者有之，但湿热、瘀血、火郁、疳积、脾虚、阳虚肝郁、肝阳亢等皆可导致五心烦热。

阳虚者当手足寒，何以手心热？乃积阴之下必有伏阳所致。阳气者，当游行于周身，以温煦激发各脏腑组织的功能。若阳已虚，虽然已虚，然阳未亡、未尽，尚有余阳，则此已馁之阳无力敷布，必聚而化热、化火，此火走窜阴经，即可于阳虚诸症中见手心热，此即积阴之下必有伏阳。

从手心热这一症来看，必须胸有全局，知道手心热的各种原因和病机，才能全面分析判断；也体现了必须在中医理论指导下，才能正确辨证论治；也体现了辨证论治的主要依据是脉诊，脉异则证异，脉变则证变，此即平脉辨证。

此案证治对否？尚须实践检验。复诊时，症状缓解，且手心热、汗除，说明辨治基本正确。溲尚频急者，乃肾虚未复，加益智仁温肾固涩，蛇床子益肾祛湿。

例2：郁火伤阴

邵某，女，39岁。

[**学员病历**] 2009年10月16日初诊：腰痛、腿痛、腿凉、腿软1年，近日加重。自幼患先天性双髋关节脱位。出生时发热后，小脑受损，遗留语言不清，面痉头摇，手足抽动，跛行。经期血块多，经前乳胀。食可，便干。

脉沉弦滑细数，舌绛红少苔。

辨证：郁火伤阴。

宗升降散合薛生白4号方加减。

僵蚕12g	蝉蜕7g	姜黄12g	大黄4g
地龙10g	滑石10g	威灵仙15g	秦艽10g
炒苍耳子15g	丝瓜络15g	海风藤15g	黄连10g
怀牛膝15g	川芎9g	独活9g	生地黄12g

[**老师修改**] 上症。脉沉弦细数减。

辨证：肝肾阴虚，虚风内动。

治法：滋养肝肾，平肝息风。

处方：三甲复脉汤加减。

生龟甲15g	生鳖甲15g	生龙骨15g	生牡蛎15g
干地黄12g	赤芍12g	白芍12g	麦冬10g

平脉辨证脉学心得（第二版）

五味子 6g　　　　山茱萸 12g　　　　石斛 10g　　　　川续断 10g

地龙 10g　　　　蜈蚣 5 条

7 剂，水煎服。

10 月 30 日二诊：因说话不利，患者自己打了个病情报告："喝了几天药，腿疼好多了，腰也不太难受了，但用劲或上楼，大腿根还是疼痛没劲，膝盖发软发凉。前几天突然右侧腰疼得直不起来，现在坐久了疼、难受。两三年了，到冬天腰就不舒服，后背疼，几个月来一直不好。喝药前几天大便不成形，现在好了，不便秘了。谢谢大夫。"

脉弦细数，舌绛少苔。上方加熟地黄 12g、鹿角霜 15g，7 剂，水煎服。

按： 学员以脉沉弦滑细数且舌绛，诊为郁火伤阴。沉主气，弦主郁，滑数为热，细乃阴不足。若依此脉，诊为郁火伤阴，予升降散透达郁热是正确的。但合薛生白《湿热病篇》第 4 条之方，欠当。该方治湿热浸淫经络脉隧而引起的痉证，此案既诊为郁火伤阴，再用化湿通经之品欠当。

吾审阅时，舌症如上，唯脉有别，为沉弦细数减。此一减字，使该案的理法方药皆变。减为虚，此证当属肝肾阴虚、虚风内动。若无减字，则本案当属实证，诊为郁火伤阴是正确的，用升降散亦对证。一字之别，虚实判然，这就是脉变则证变，证变则理法方药皆变。可见，脉诊在辨证中的重要价值。

吾辨证之法乃首分虚实。虚实之要，重在沉取有力无力以别之。本案沉取为减，则属虚证无疑。然何者虚？脉细数而减，乃阴虚使然。脉何以沉？乃脉失阴血充盈而为沉。脉何以弦？脉之柔缓，当气以煦之，血以濡之。今阴虚，则脉失濡而不柔，致脉弦。弦主风，故诊为肝肾阴虚，虚风内动。此即以脉定证。

证既明，则进而以脉解症，以脉解舌。言謇、面痉、头摇、肢搐，皆振掉之风证。风从何来？脉弦细数减，乃肝肾阴虚，筋脉失濡而拘，虚风内旋、走窜肢体筋脉则肢搐，窜于面部阳明经脉而面痉，窜于舌本而言謇。腿凉，非因阳虚，因脉为细数之脉，阴血失充，经脉不利，气血运行亦泣，阳不通则寒，阴不通则痛、则挛。故此腿凉，不用扶阳辛热之药治之，重在滋阴血，阴血足，血脉畅，阳气可运，其凉自除。舌绛红者，乃肝肾阴虚之象，此舌与脉一致。这番对脉舌症的解释，皆依中医理论而

227

解，体现了吾以脉为中心的辨证思维特点。

证既明，则法应滋肝肾、平肝息风，故方取三甲复脉汤加减。加地龙、蜈蚣，意在息风、解痉、通络，与法相符。再诊加熟地黄滋阴，加鹿角霜补督脉，与法不悖。

例 3：痰阻，清阳不升

徐某，女，44 岁。

[**学员病历**] 2009 年 11 月 20 日初诊：头痛、头晕半年，两太阳穴胀痛明显，情绪波动时加重。右臂时酸胀痛，右手指麻、舌不利已月余。其他可。MRI 检测正常，血压 130/85mmHg。

脉沉弦滑。舌淡红，苔白。

辨证：痰阻，清阳不升。

处方：

半夏 12g	瓜蒌 12g	陈皮 6g	菖蒲 9g
白术 12g	黄连 8g	葛根 12g	蔓荆子 8g
天麻 12g	羌活 6g	丝瓜络 12g	忍冬藤 12g

[**老师修改**] 脉沉涩无力。

辨证：气血两虚，虚风内旋。

治法：补益气血，息风解痉。

处方：可保立苏汤加减。

川芎 8g	当归 12g	白芍 12g	熟地黄 12g
生黄芪 12g	党参 12g	白术 10g	茯苓 15g
巴戟天 12g	肉苁蓉 12g	防风 8g	蔓荆子 10g
天麻 15g	蜈蚣 10 条	全蝎 10g	僵蚕 12g

7 剂，水煎服。

11 月 30 日二诊：药后头晕痛、舌僵、肢麻皆减。左耳道疱疹引发左颊部阵痛，已 3 年，月经量少。

脉寸旺，阴脉沉涩无力。舌淡红，苔白。

辨证：肾精血虚，虚阳浮动。

治法：益精血，潜阳息风。

处方：三甲复脉汤加减。

平脉辨证脉学心得（第二版）

生龙骨 20g	生牡蛎 20g	生鳖甲 20g	生龟甲 20g
熟地黄 15g	山茱萸 15g	当归 15g	白芍 15g
五味子 6g	肉苁蓉 15g	巴戟天 12g	蜈蚣 10 条
全蝎 10g	僵蚕 15g		

12月14日三诊：上方共服14剂，头胀痛、舌强、肢麻等症已不著，然脉未复。继予7剂，后未再诊。

按：此案若脉沉弦滑，诊为痰阻气滞风动，予半夏白术天麻汤，辨证论治皆恰当。然再诊其脉，脉沉涩无力，则整个方证皆变。脉沉无力乃属虚证；涩而无力，乃阳气精血皆虚。头晕、肢麻、舌强，皆虚风萌动之象，当防其中风昏倒，故予补益精血、息风之剂治之。半夏白术天麻汤乃治风痰之属实者，用之于虚风，则犯虚其虚之戒。

吾辨证特点之一是首分虚实。经云："百病之生，皆有虚实。""其虚实也，以气口知之。"景岳云："欲察虚实，无逾脉息。"所以，虚实之分，首重于脉。脉诊虽纷纭繁杂，然首重沉取有力与无力，有力为实，无力为虚，此即脉诊之纲要。当然，典型的沉取有力无力好辨，若不典型者，则须仔细思忖，以免误判。此案首诊之误，全在沉取有力无力之误，以致误将虚证断为实证。

二诊药后症状减轻，可认为辨治基本与病情相符。然脉突转为寸旺，阴脉沉涩无力，当与首诊方药有关。虽气血两虚，当予益气，然精血亏者，阳易浮动，再予芎、归、参、芪、防风等，温而升浮之品，阴柔不足，阳刚有余，致阳浮而寸旺，故转用滋潜之品以治之，防其阴阳离决。切不可囿于效不更方，继予首方服之。方证之变，体现了中医的恒动观。能准确、及时地把握病情的变化，就要谨守病机。而病机之变，主要依据脉象之变，脉变则证变，治法方药亦随之而变。

例4：气虚痰阻

赵某，男，72岁。

[学员病历] 2009年11月6日初诊：发作性心悸、头晕、气短已两年。近半年来咳嗽，痰少，纳少，寐易醒，二便可，下肢无浮肿。曾于2007年两次住院，诊为老年性心瓣膜病、心房纤颤、心力衰竭。2008年诊为肾癌，右肾切除。即刻血压 100/30mmHg。

脉弦无力，寸著，参伍不调。舌红，苔腻。

辨证：气虚痰阻。

治法：益气化痰通阳。

处方：补中益气汤合二陈汤加减。

人参 10g	炙黄芪 15g	白术 12g	当归 12g
陈皮 10g	炙甘草 6g	升麻 6g	柴胡 6g
炒枣仁 20g	远志 10g	半夏 15g	茯苓 15g
竹茹 6g			

[**老师修改**] 脉、舌、症如上，然尺脉旺。予原方中加熟地黄 15g，生龟甲 20g，知母 6g，黄柏 6g，牡丹皮 10g。7 剂，水煎服。

11 月 16 日二诊：上症稍减。脉如上，尺旺按之减，舌已不红。腻苔退，舌根苔未净。

上方去牡丹皮、知母、黄柏，加山茱萸 15g、五味子 6g、巴戟天 15g，7 剂，水煎服。

12 月 14 日三诊：药后曾出汗 1 次，上症已不著。脉转弦濡缓，寸弱，尺已平。根苔已退。依上方去熟地黄、生龟甲、竹茹，改陈皮 6g。14 剂，水煎服。

按：头晕、心悸、气短，可由多种原因而引发，仅凭上症，其病机难以遽断。若依舌诊来断，舌红苔腻，当为湿阻热伏所致，法当化湿清热。然脉弦无力寸著，且参伍不调，当属气虚痰阻，清阳不升，故头晕、心悸、气短。其咳者，乃土不生金，脾肺气虚且痰阻，肺失肃降而咳。法当益气升清化痰，予补中益气汤合二陈汤，方证相应，尚属恰当。

余审之，脉舌症如上述，唯增尺旺，按之并不虚，此相火旺之脉，故予原方增大补阴丸以制相火。

尺脉何以旺？皆知土克水。五行与五脏相配，心火、肺金、脾土、肝木、肾水。土能克水之水，乃指肾而言。肾乃水火之脏，真阴真阳所居，乃人身阴阳之根。土能克水，皆知土可制水饮上泛，但言土尚能制相火者鲜，致对东垣以甘温除大热、主以补中益气汤者，多困惑不解，或曰阳虚，或曰阴虚，或曰湿阻，皆因对土能克水理解片面。

东垣于《脾胃论》中，解释甘温除大热用补中益气汤之机制时曰："脾胃气虚，则下流于肾，阴火得以乘其土位。"何为阴火？曰："阴火者，起于下焦。""相火，下焦包络之火，元气之贼也。火与元气不两立，一胜则一负。"这明确指出是由于脾胃气虚，导致相火动。所以土克水，不仅制水饮上泛，亦制肾中相火妄动。

本案之尺脉旺，亦因脾肺之虚，上虚不能制下，因而相火妄动。如何治之？按东垣所云，当径予益气升清即可制相火之妄动，但余却把握不好。土虚固宜健脾益气升阳，但相火妄动之时，升阳恐助其相火之升动，两相掣碍，故余在健脾益气升阳之时，恒加大补阴丸，防其相火更加升动。此即本案加大补阴丸之考虑。若尺虽旺，按之无力者，则非大补阴丸所宜，当予引火归原。此种脉象虽少，但并不罕见，当进一步求索。所幸者，服之症渐轻，且尺已平，可认为证治与病情尚符，可谓临证之一得乎？

三诊时，曾云汗出，这值得引起注意。此汗，当为不汗而汗之正汗，张锡纯云："发汗原无定法，当视其阴阳所虚之处而调补之，或因其病机而利导之，皆能出汗，非必发汗之药始能汗也。"何以为汗？经云："阳加于阴谓之汗。"必阴阳充，气机畅方能阳施阴布以为汗。据此汗，可推知阴阳已然调和，故症减尺平，此乃测汗法。

苔腻，乃湿气重，何以加大补阴丸，不虑其碍湿乎？吴鞠通于湿温篇中曾明确指出，有湿浊者，"润之则病深不解"。且曰："湿气弥漫，本无形质，以重浊厚味之药治之，愈治愈坏。"湿禁养阴，亦不可一概而论。仲景之白头翁汤加阿胶法，开湿热加养阴之法门。龙胆泻肝汤治肝胆湿热，反加生地黄；局方甘露饮治胃中湿热，反用天冬、麦冬、生地黄、熟地黄与石斛，可见湿热盛者，养阴之品未必皆禁。

何时加养阴之品？一是苔厚而干，湿未化而津已伤，当加养阴生津之品，湿方得化。二是白苔绛底者，乃湿未化，而热伏入阴者，当加清营养阴之品，以防窍闭。路志正老师提出"湿盛则燥"这一论点，真乃卓见。皆知湿与燥相互对立，而湿盛则燥则无人论及。何也？湿乃津液停蓄而化。水湿痰饮一类，皆津液停蓄所化。津液停蓄，既已化为水湿痰饮，则正常之津液必亏，津亏则燥化，此即"邪水盛一分，正水少一分"之理。湿既盛，津必亏，故化湿之时，佐以养阴生津之品，不仅不禁，反切合医理。此案苔腻反加大补阴丸，不仅未碍，腻苔反化，此即湿盛燥生之佐证。路老这一卓见，独具慧眼，实为发皇古义出新说之典范，吾辈之楷模。

例 5：肝阴不足，风阳上扰

贾某，女，31 岁，定州人。

[**学员病历**] 2009 年 11 月 30 日初诊：头痛半年，以头顶痛为主。因中枢神经细胞瘤，行切除术后 50 天。其他无不适。

脉沉弦数，舌可。

僵蚕 12g	蝉蜕 6g	姜黄 9g	大黄 2g
连翘 12g	柴胡 6g	龙胆草 6g	栀子 9g

[**老师修改**] 脉沉弦细数，右寸旺。舌可。

辨证：肝阴不足，风阳上扰。

治法：滋水涵木，平肝息风。

处方：镇肝熄风汤加减。

生龙骨 20g	生牡蛎 20g	代赭石 18g	怀牛膝 12g
生白芍 18g	干地黄 15g	赤芍 12g	牡丹皮 12g
川楝子 9g	僵蚕 15g	蜈蚣 10 条	全蝎 10g
水蛭 10g	土鳖虫 10g		

7 剂，水煎服。

12 月 7 日二诊：头痛减轻，右头项略麻。服药 3 剂后经至，腰痛，大便色黑。脉沉弦数，右寸已平，尺略差。上方去水蛭，加炒杜仲 12g、巴戟天 12g、肉苁蓉 12g。

14 剂，水煎服。

按：脉沉弦数，为肝热，予升降散加清泄肝热之龙胆草、栀子甚妥。然审阅时诊其脉，沉弦细数，右寸旺，细乃阴不足，寸旺乃风阳上扰，故予镇肝熄风汤加减。

二诊：头痛虽轻，然脉尚弦细数，右寸已平，为肝阳已敛。尺略差且腰痛，乃肾脉略虚，故守上方加杜仲、巴戟天、肉苁蓉，以壮腰肾。据西医诊断，此病预后差，所治之十数例，无愈者。此案仅从辨证角度论之。

例 6：肝火犯肺，夹痰夹瘀

赵某，男，57岁，平山人。

[**学员病历**] 2009年11月23日初诊：心慌、气喘5年，喘甚则俯跪于床，痰凉，寐少，每日2～3小时，口渴欲饮，舌两侧溃疡痛。小便不畅，眼不肿。

既往：慢性支气管炎、肺气肿、肺源性心脏病、心脏左室扩张、主动脉瓣反流。心电图：低电压，肺形P波，顺钟向转位。

脉：左反关，右弦滑数急。舌红少苔，舌下有瘀点。

辨证：肝火犯肺，夹痰夹瘀。

方药：

龙胆草5g	栀子10g	黄芩10g	知母5g
黄连10g	牡丹皮12g	赤芍12g	枳实10g
茯苓15g	竹茹10g	炙甘草10g	

[**老师修改**] 上方加苏子10g、葶苈子12g、皂角8g，共7剂，水煎服。

[**学员病历**] 12月21日二诊：喘已轻，寐改善，痰已不凉，不能闻异味。脉弦滑数，尺弦细。舌红，尖溃疡。上方加白芍15g、生龙骨15g、生牡蛎15g、白术10g。

[**老师修改**] 脉弦细减。

证转：肝肾阴虚，肾不纳气。

治法：补肝肾纳气。

处方：济生肾气丸加减。

熟地黄15g	山茱萸15g	山药12g	白芍15g
云苓15g	泽泻10g	车前子10g	怀牛膝10g
牡丹皮12g	五味子6g	葶苈子10g	肉桂4g
磁石15g			

7剂，水煎服。

另：蛤蚧3对，研粉，每服2g，日2次。

按： 一诊，脉弦滑数急。弦而数急者，肝热盛也。《伤寒论》曰："脉数急者为传也。"滑主痰。舌下瘀点为夹瘀。诊为肝火犯肺、夹痰夹瘀。方用龙胆泻肝汤泻肝火，加活血化痰之品，尚合病机。余加三子，降气涤痰，以畅利肺气。

二诊，药后虽减，仍予原方加减则误。因迭经清汗泻火涤痰后，脉之数急之象已除，知肝火已清；滑象亦无，知痰气已蠲。脉转弦细减，乃邪实去，虚象露，转而补肝肾，纳气归原，予济生肾气丸加减。

中医辨证论治是恒动观，病机变，则治亦变，这就要求一个成熟的大夫要守得住，变得活。守得住，即病机未变，虽一时未效，仍要坚持原法治之，药力达到后，自然可效。

吾常喻之为蒸馒头，馒头未熟，非方法不对，乃火候未到，火候到了，馒头自然熟了。但缺乏经验的大夫，往往二三诊不效，心里就发毛，改弦更张，另换方子，换来换去，转去转远，心里没底，只能瞎碰，根子在于识证不真。

然已经取效者，又易囿于效不更方的俗套。若虽效，病机已变，亦要随机而变。守得住与变得活，这是一个大夫逐渐成熟的表现。变与不变，皆当谨守病机，病机未变则治不变，病机已变则治亦变。

该案二诊时，虽已效，然而病机变，未能谨守病机，仍守原方，犯虚虚之戒。

例7：痰瘀互阻

高某，男，65岁。

[**学员病历**] 2009年12月14日初诊：气短、胸部不适、善太息半年，天冷及活动后加重。夜间平卧时咽痒、咳嗽，侧卧缓解。时腹胀、腹痛。他可。

心电图：Ⅱ、Ⅲ、aVF呈 qR型，T波、Ⅰ、aVL低平。

胃镜：浅表性胃炎。

肝囊肿，HBsAg（+）。

脉沉弦滑略数。舌暗红，有瘀斑。

辨证：痰瘀互阻。

黄连9g	半夏12g	瓜蒌20g	枳实9g
竹茹10g	陈皮7g	茯苓15g	胆星12g
菖蒲12g	郁金10g	丹参15g	炙甘草6g

[**老师修改**] 上症。脉沉弦而拘，此寒痹胸阳。法当散寒宣肺。

处方：小青龙汤加减。

麻黄 9g	桂枝 12g	细辛 7g	干姜 7g
半夏 12g	白芍 12g	五味子 7g	炙甘草 7g
生姜 10g			

3剂，水煎服。3小时服1煎，啜粥温覆取汗，汗透停后服。

[学员病历] 12月18日二诊：服药后汗透，胸不适减半，胃亦未胀。尚活动后气短，进食后胃痛。偶有持物手颤，已两年。脉沉弦滑数略有涌动且劲。舌暗红，有瘀斑。血压126/82mmHg。未予处方。

[老师修改] 脉弦滑数较有力。

辨证：痰瘀互结，化热生风。

治法：清热活血，涤痰息风。

处方：黄连温胆汤加减。

黄连 12g	半夏 12g	瓜蒌 20g	竹茹 10g
枳实 9g	茯苓 15g	胆南星 10g	陈皮 7g
菖蒲 10g	炙甘草 6g	桃仁 12g	红花 12g
当归 15g	郁金 12g	薤白 12g	赤芍 15g
川牛膝 10g	蜈蚣 10条		

7剂，水煎服。

[学员病历] 12月25日三诊：胸闷、气短症状明显减轻，已能平卧，未出现腹胀腹痛，进食、睡眠可。有轻微头晕，晨起大便3次，为成形软便，小便正常。

脉沉弦滑数略动。舌暗红，有瘀斑。

上方因便次多，去川牛膝、当归，加天麻15g、钩藤15g，7剂，水煎服。

按： 发汗法，是中医治病的大法之一。发汗法，当有广义与狭义之分。

广义的发汗法，涵盖范围甚广，包括八法之汗、吐、下、温、清、补、和、消，凡能使阴阳调和而汗出者，皆可称为广义的发汗法。《素问·评热病论》曰："人之所以汗出者，皆生于谷，谷生于精。"王冰诠曰："精气胜，乃为汗。"张锡纯云："人身之有汗，如天地之有雨，天地阴阳和而后雨，人身亦阴阳和而后汗。"又曰："发汗原无定法，当视其阴阳所虚之处而调补之，或因其病机而利导之，皆能出汗，非必发汗之药始能汗也。"曰："白虎汤与白虎加人参汤，皆非解表之药，而用之恰当，虽在下后，犹可须臾汗出。""不但此也，即承气汤，亦可为汗解之药，亦视其用之何如耳。""寒温之证，原忌用黏腻滋阴，而用之以为发汗之助，则转能逐邪外出，是药在人用耳。"这就是"调剂阴阳，听其自汗，非强发其汗"。张锡纯先生对汗法论述透彻，且深合经旨。这种法无定法的汗法，可称之为广义汗法。

狭义的汗法，是指确有客邪所犯，用辛温发散之品，令其发汗，使邪随汗出而解者。客邪，包括寒、风、湿、燥、火、暑。这个先后排列顺序是依汗法应用的价值排列的。汗法主要针对风寒，其次是湿邪。当然，彼此多有相兼。

狭义的汗法，主要治疗两大类疾病，一类是邪犯肌表、经络者，当汗而解之，如用麻桂剂、葛根汤剂、青龙汤剂、麻杏苡甘汤类，或羌活胜湿汤、升阳除湿汤、九味羌活汤等。一类是邪陷于里之沉寒痼冷证，如寒邪客于三阴，可引起三阴的广泛病变，如西医学的脑卒中、高血压、冠心病、肾脏病、肺系病、肠胃病等，皆可施以汗法，非必局限于邪在肌表者，其应用范围远远比传统的汗法要广。

掌握汗法的应用指征，这是很关键的。关键的一点是脉痉。寒主收引、凝泣，反映在脉象的特征，就是弦紧拘滞，这种脉象，余称之为痉脉。这种脉象，可浮可沉。

若邪客于表者，亦可脉沉。见这种寒痉之脉，若出现心绞痛，则解为寒痹心脉；若出现高血压之头晕头痛，则解为血脉痉而血压高，并见头晕头痛等；若见憋气、呼吸不利，则解为寒伏于肺；若见消化系统症状，则解为寒犯胃肠；若见水肿、小便不利，则解为寒伏三焦等。凡此皆可汗而解之。至于舌诊，可正常，可舌淡胖，可舌红暗绛紫，此等红暗绛紫之舌，皆寒凝血瘀所致，不以热看。

服辛散之药，余皆加用辅汗三法，即连续服药，二三小时服一煎，使药力相继；二是啜热粥；三是温覆，以助药力。服后务求汗透。汗透的标准是遍身絷絷微似汗出，当持续汗出三四个小时。若局部出汗，或阵汗，皆非汗透。不予辅汗三法，虽服麻、桂，亦未必汗出。

汗之出，并非简单的水液渗出于肌肤，而是一个非常复杂的机制。经云："阳加于阴谓之汗。"必阴阳充盛，且输布通畅，方能阳气蒸腾，阴液敷布而为汗。阳气之生，根于先天，生于后天。阴精之生，亦根于先天，生之于后天。阴阳的敷布，赖肾水之升，脾之运化，肺之宣降，肝之疏泄，三焦之通畅，各脏腑组织之升降出入正常，方可阳加于阴汗乃出。经云："肾合三焦膀胱，三焦膀胱者，腠理毫毛其应。"三焦乃水液之通道，原气之别使；理者，脏腑肌肉之纹理也。这种纹理乃密密麻麻布满全身，且至细至微，致肉眼不可见，从脏腑，直至外的肌肤毫毛，皆须阳气充塞，阴精敷布，此即阴阳调和。据此汗出，则可推知已然阴阳调和矣，此即测汗法。

此案，既有冠心病的表现，又有消化系统、呼吸系统的症状，然脉沉弦而拘，此即寒凉所致，并无表证，寒伏于里者，照样可用汗法。复诊云汗透，胸胃之症顿减，说明汗法对证。

汗后之变，当"观其脉证，知犯何逆，随证治之"。本案二诊，脉转弦滑数且有力，乃寒除热起，转而清热活血，涤痰息风。药后诸症皆已不著，然脉尚欠和缓，乃邪未尽，故予上方继服。

例8： 气虚痰热

刘某，男，4岁。

[学员病历] 2009年11月11日初诊：两周前，外感发热，热退咳不止，经输液效差，食可，便调。

脉弦滑数稍减，舌可。

辨证：气虚痰热。

处方：六君子汤合银翘散加减。

金银花 10g	连翘 6g	荆芥 6g	牛蒡子 6g
竹叶 6g	薄荷 6g	太子参 10g	半夏 9g
茯苓 12g	白术 6g	陈皮 6g	炙甘草 6g
鱼腥草 15g	紫菀 12g		

[老师修改] 脉滑数。此外感后，余热蕴伏肺胃。

治法：清肃肺胃。

处方：竹叶石膏汤加减。

| 生石膏 15g | 知母 4g | 半夏 6g | 麦冬 12g |

党参 10g　　　　　竹叶 6g　　　　　鱼腥草 12g　　　　　　　紫菀 10g

茯苓 9g

水煎服，7 剂。

12 月 18 日二诊：咳止，尚有痰，脉滑数，热未靖。上方加大贝 9g，4 剂，水煎服。

按：脉滑数，乃痰热内蕴，若脉减，则为虚证，诊为气虚痰热，当无大疵。然审阅时，见脉滑数不减，则非虚证，亦非虚实相兼，故诊为外感余热蕴伏肺胃，予竹叶石膏汤治之。药后咳止，然脉尚滑数，知痰热未清，故予原方继服。可见，虚实之判，重在脉之有力无力，但能准确判断，亦非易事。

例 9：寒痹血脉

田某，男，32 岁。

[学员病历] 2009 年 12 月 18 日初诊：头懵如裹半年，下午明显。因工作关系睡眠较晚，他可。

脉弦拘，舌可。

辨证：寒痹血脉。

方以麻黄汤加减。

麻黄 10g　　　　桂枝 12g　　　　杏仁 10g　　　　炙甘草 6g

细辛 5g　　　　　苍术 10g　　　　羌活 5g　　　　　僵蚕 10g

[老师修改] 症如上。脉弦拘减，舌淡嫩红，有齿痕，苔薄白少。

辨证：阳虚寒痹经脉。

治法：温阳散寒。

处方：麻黄附子细辛汤加减。

上方加炮附子 12g、川芎 8g。

3 剂，水煎报，配辅汗三法，取汗。

[学员病历] 2009 年 12 月 21 日二诊：药后汗已透，头懵未作，现口干，血压 130/90mmHg。脉弦，拘象已除，舌淡红。

桂枝 12g　　　　白芍 12g　　　　炙甘草 8g　　　　生姜 2 片

大枣 6 枚　　　　柴胡 7g

[老师修改] 脉弦缓，为脾虚肝郁，清阳不升。

处方：逍遥散合川芎茶调散加减。

柴胡 8g	当归 10g	白芍 10g	茯苓 12g
白术 10g	生黄芪 10g	薄荷 5g	川芎 7g
防风 7g	羌活 7g	炙甘草 7g	

7剂，水煎服。

12月28日三诊：已无任何不适。脉弦数。上方去黄芪，加黄芩9g，7剂，水煎服。

按：患者主要症状为头憀如裹，俗皆以伤于湿解此证。湿脉当濡，即软也，然此脉弦拘，乃寒主收引凝涩之脉，故诊为寒痹血脉，予麻黄汤主之。余审阅时，诊其脉弦拘且减，弦拘为寒，减则阳虚，故此证当为阳虚寒痹，法当温阳散寒，处方麻黄附子细辛汤加减。

麻黄附子细辛汤乃温阳散寒之祖方，有重大临床价值，且由此方衍生出众多温阳散寒之方。此方的使用有三种情况：

一是少阴病初起，太少两感者，此方主之。内则温少阴之阳，外则散太阳之寒，故此为太少两感之主方。

二是无太阳表寒证，寒邪已然传入少阴或因阳虚而寒邪直入少阴者，此方亦主之，以附子温少阴之阳，细辛入少阴经，引领麻黄入少阴，散少阴在里之寒。此亦有逆流挽舟之意。

三是纯为阳虚者，因阳虚而阴寒内盛，出现收引凝涩诸症者，此方亦可用。此时方义已变，附子温少阴之阳；细辛入肾经而启肾阳；麻黄因细辛之引领而入肾经；此时麻黄的功用已非散客寒，而是发越阳气，鼓舞少阴的阳气升腾；另一作用就是解少阴阳虚之阴凝。

有据否？试观桂甘姜枣麻辛附汤，即是由桂枝汤去芍药，治下后阳虚而脉促胸满者；合麻黄附子细辛汤乃治少阴阳虚阴盛而寒凝者。此方不在散寒，意在鼓荡手足少阴之阳气，使"大气一转，其气乃散"。大气乃人身之阳气，阳气得以转环，犹离照当空，阴霾自散。据此可知，少阴病纯为阳虚而无客寒者，麻附辛汤仍然可用，只是此时用麻黄细辛量应少。

阳虚阴盛之时，虚阳易动，而为格阳戴阳，此时再用细辛、麻黄之辛散之品，不虑其阳脱乎？这要视其情况而定，若脉微细欲绝，纯为阳气馁弱不起者，此时可用麻黄、细辛；若脉微细，已有浮动之象，或两颧微泛浮艳之色，身有微热者，此时不宜再用，恐助阳升。若欲用之，须加龙骨、牡蛎、山茱萸以潜敛之，防阳脱于外。

此案弦拘而减，乃阳虚寒痹，属虚寒证。此寒，并非客寒凝痹，乃因阳虚、阴相对偏盛之寒，此时用麻黄附子细辛汤就属于上述的第三种情况。目的在于鼓荡阳气解寒凝，使阳气升腾，大气一转，离照当空，阴霾乃散。

何以还用辅汗三法以发汗呢？此法是使阳气蒸腾敷布，充塞周身脏腑内外，直达毫毛孔窍，达自然汗出之正汗。临床实践证实，方证尚符。

二诊脉由弦拘而转弦缓，此邪去正复之象。予逍遥散加川芎茶调散，实是在益气血的基础上，升发清阳。风药入通于肝，肝用不及以辛补之；肝体不足以酸补之。当归、白芍补肝体，黄芪益肝气，柴胡、防风助肝之升发舒启，乃补肝之用。

药后已无不适，然脉见数象，恐肝热起，故去黄芪之温补，加黄芩以清肝。前后三变，皆依脉为转归，脉变则证变，治亦变。学习中医，不在于知道几个方子，重在掌握思辨方法。

例 10：阳虚不固，营血不足

耿某，男，40 岁。

[**学员病历**] 2009 年 12 月 14 日初诊：多汗，动辄汗出，腰痛，无恶风寒，便溏，他可。

脉弦细无力，舌晦。

辨证：阳虚不固，营血不足。

处方：玉屏风散合四神丸加补肾之品。

破故纸 6g	吴茱萸 6g	熟地黄 12g	黄芪 15g
防风 10g	白术 12g	桂枝 10g	白芍 10g
五味子 10g	浮小麦 30g	肉苁蓉 12g	巴戟天 12g
炙甘草 6g	生姜 5 片	大枣 5 枚	

[**老师修改**] 脉弦细缓无力。此阳虚不固而汗。

处方：桂枝加附子汤加减。

桂枝 12g	白芍 12g	党参 12g	炮附子 15g
炙甘草 6g	大枣 5 枚		

7剂，水煎服。

[**学员病历**] 12月21日二诊：药后汗止，腰痛减，便已不溏。食后嗳气，略恶心，泛酸十余日。近4天入睡难，约2小时方能入睡。

上方加减继服7剂。

按： 脉弦细无力，乃阳虚、营卫不足之脉。虽已隆冬，依然汗出，乃阳虚不固使然。桂枝加附子汤，正是为发汗太过，阳虚不固而汗漏不止者设。

玉屏风散益气固表止汗，宜于脾肺气虚而汗出者。方中防风，多云散风，实则非也。黄芪得防风，其力更雄。何也？风药入通于肝，补肝之用。肝之一阳升，脾之清阳亦升，佐黄芪之益气固表，佐白术之健脾。原方防风、黄芪等量，余意防风量应少。桂枝汤治自汗，意在调和营卫；桂枝加附子汤，则一改而为温阳固表。三方虽皆治自汗，然病机有别。